①肝臓の8区域を正確に描き出す（144ページ）

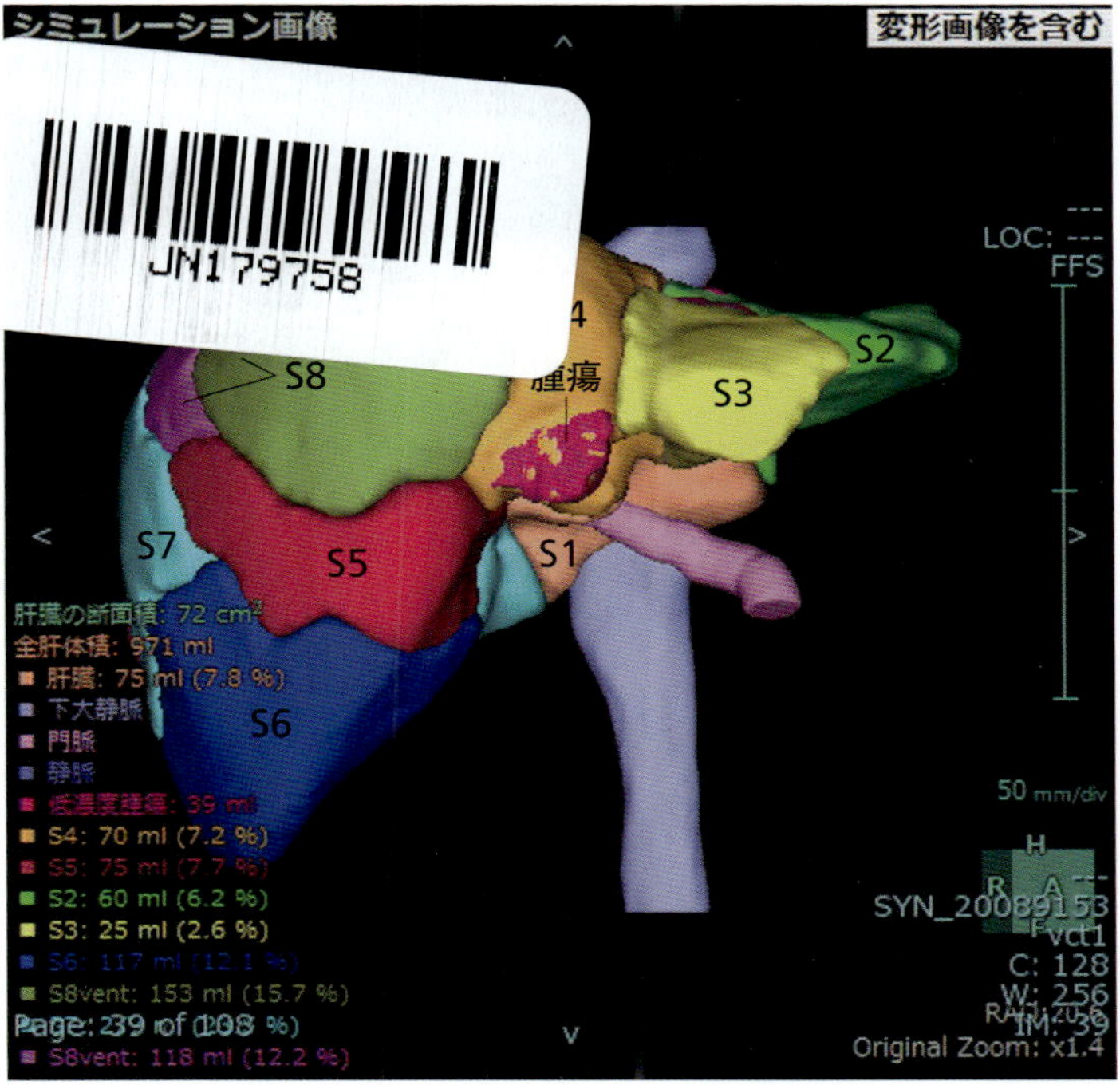

肝臓を構成する8つの区域（クイノーの肝区域）は個人によって微妙な差がある。最新のソフトウェアによって正確にシミュレーション画像を描き出す。腫瘍の位置も正確にわかる

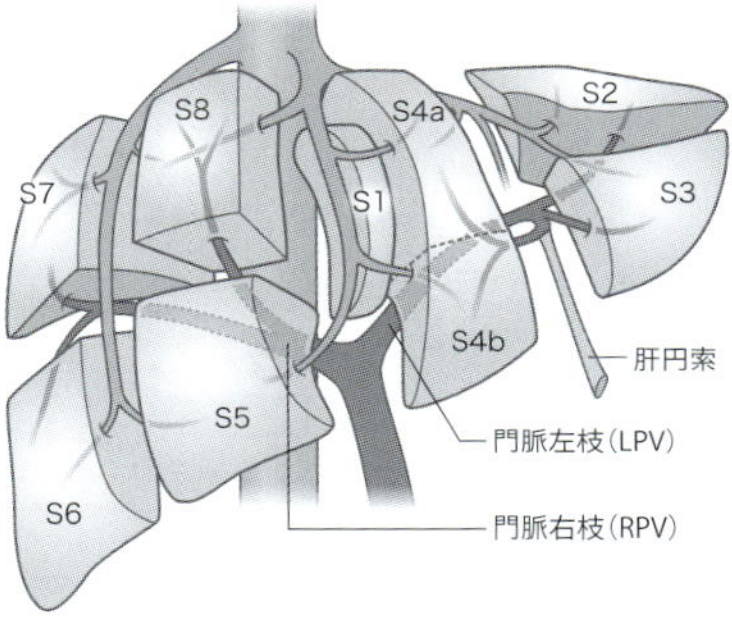

クイノーの肝区域（133ページ）

② 手術の前に「残す部分」を膨らませる（31ページ）

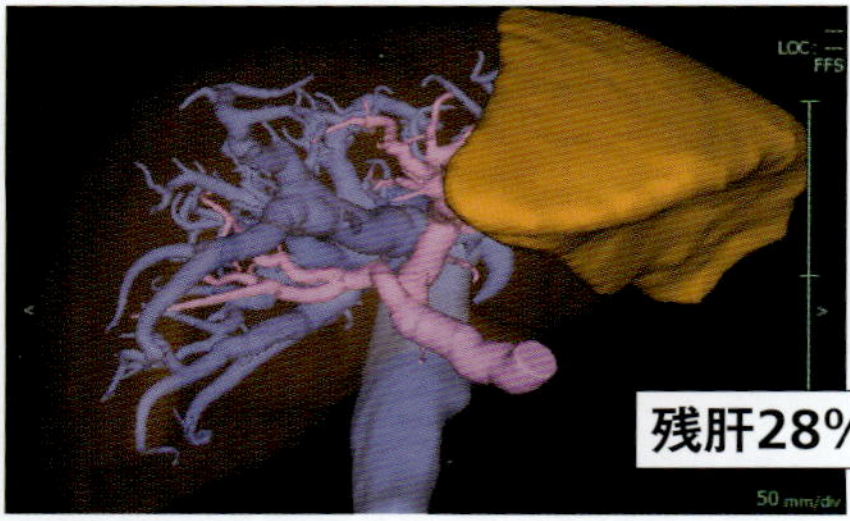

2週間

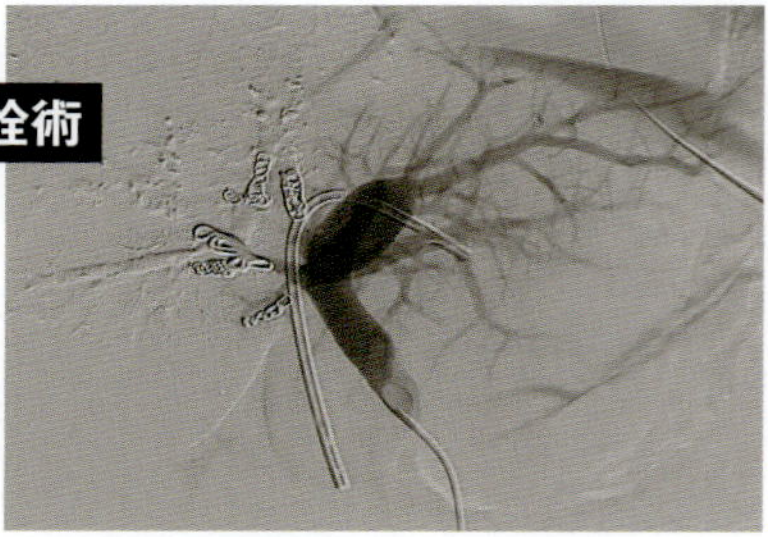

手術
（拡大右肝切除）へ

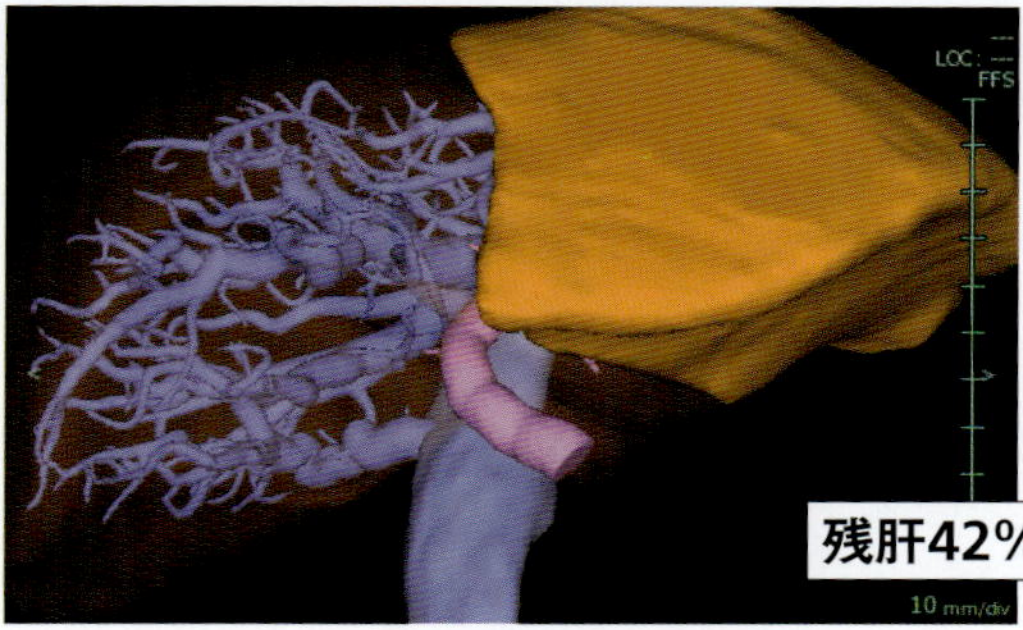

切除予定の肝臓に流れる血管（門脈）を塞ぐことで、残す部分の肝臓が増大・増加し、安全に手術が行えるようになる

③ AIの力で臓器や血管の形を正確に知る（144ページ）

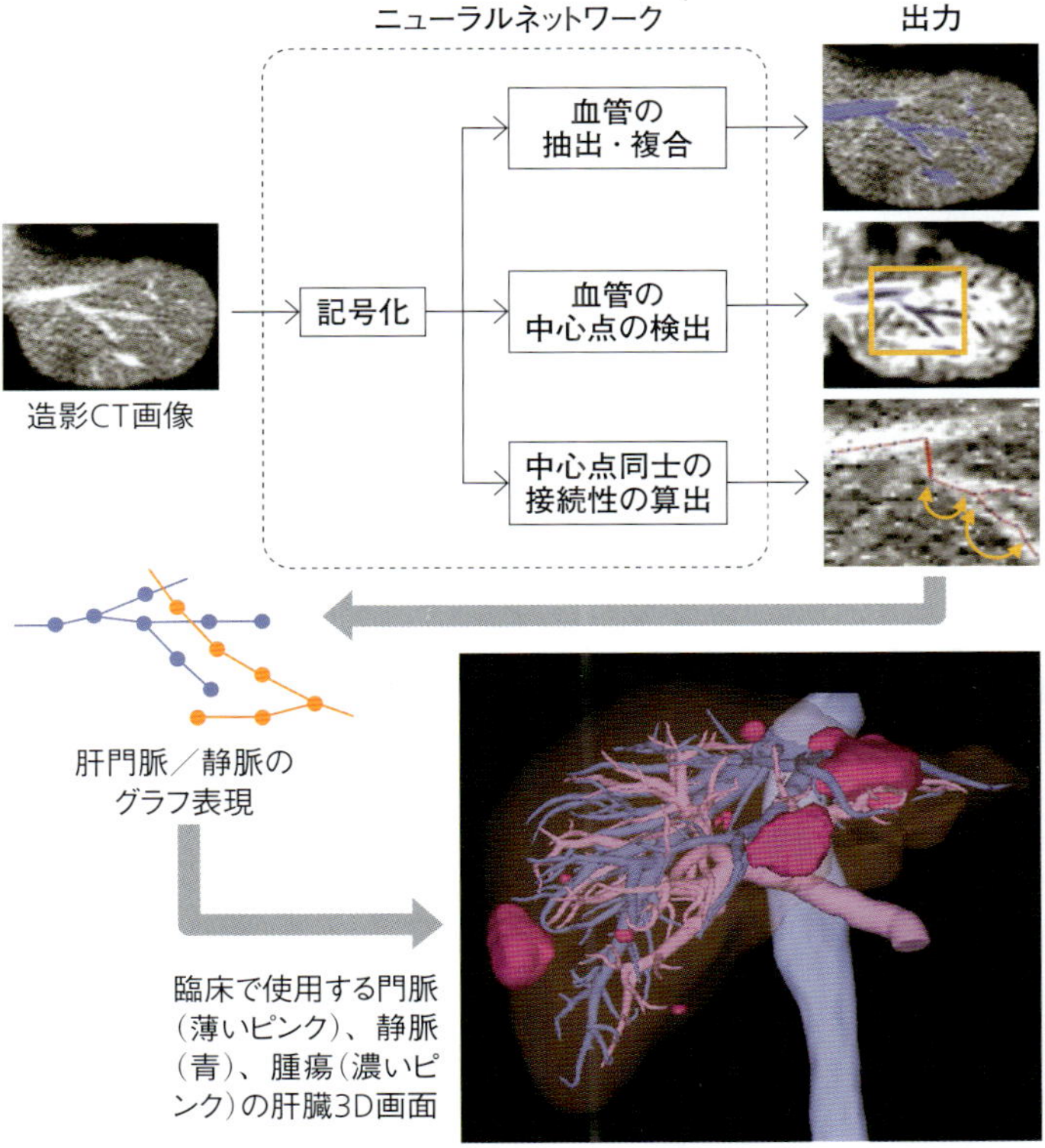

深層学習による新しい肝門脈／静脈の認識方法。3つに分岐したニューラルネットワークから肝門脈／静脈をグラフ化し、3Dで正確に表現する

提供：富士フイルム株式会社

④ 蛍光ガイド手術（87ページ）

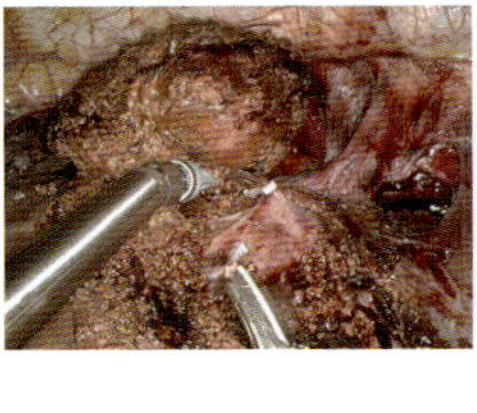
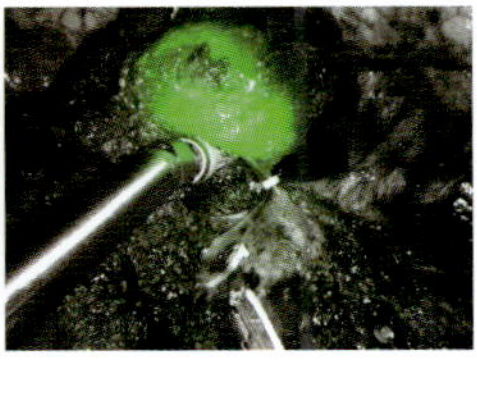

ICGという色素を静脈注射しておくと肝臓癌が緑色に浮かび上がる。手術支援ロボット「ダ・ヴィンチ」による手術

⑤手術イメージングシステムMIPS（75ページ）

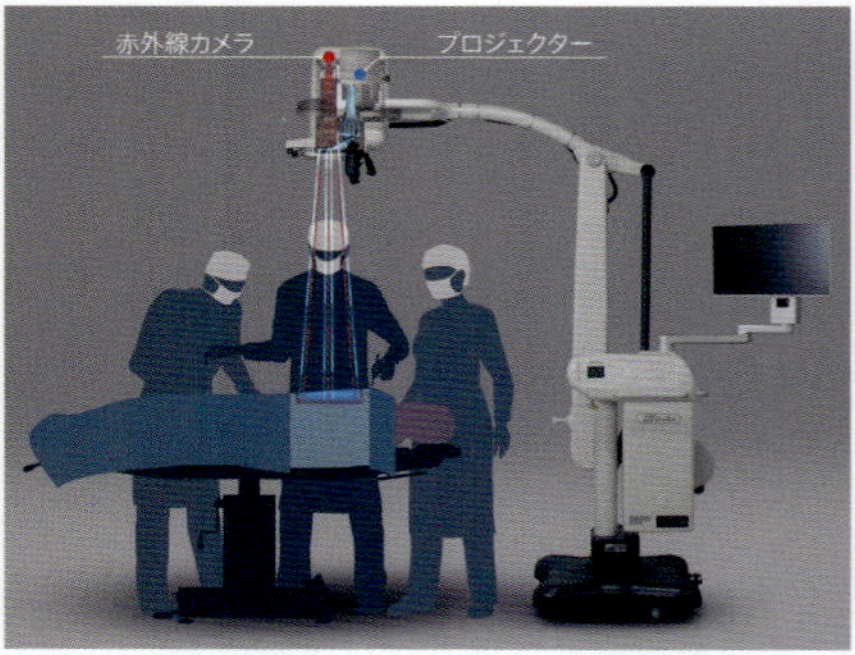

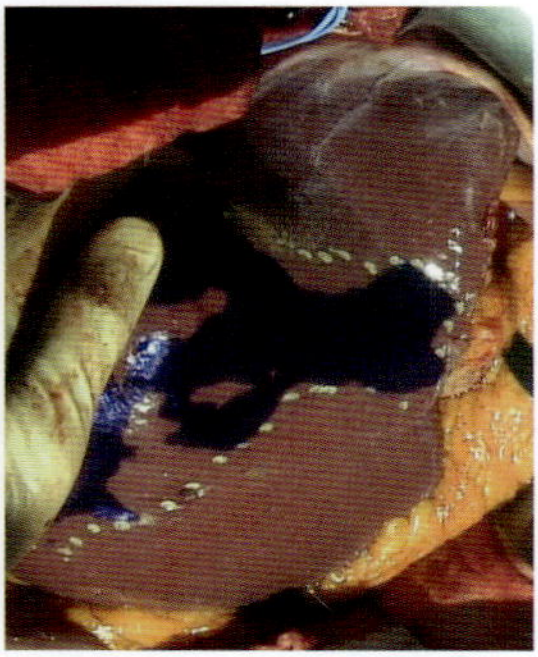

プロジェクションマッピングの技術を用いて、切除すべき肝区域を術野に直接青色で投影する
提供：三鷹光器株式会社

⑥外科医はみんな「スケッチの達人」!?（5章および207ページ）

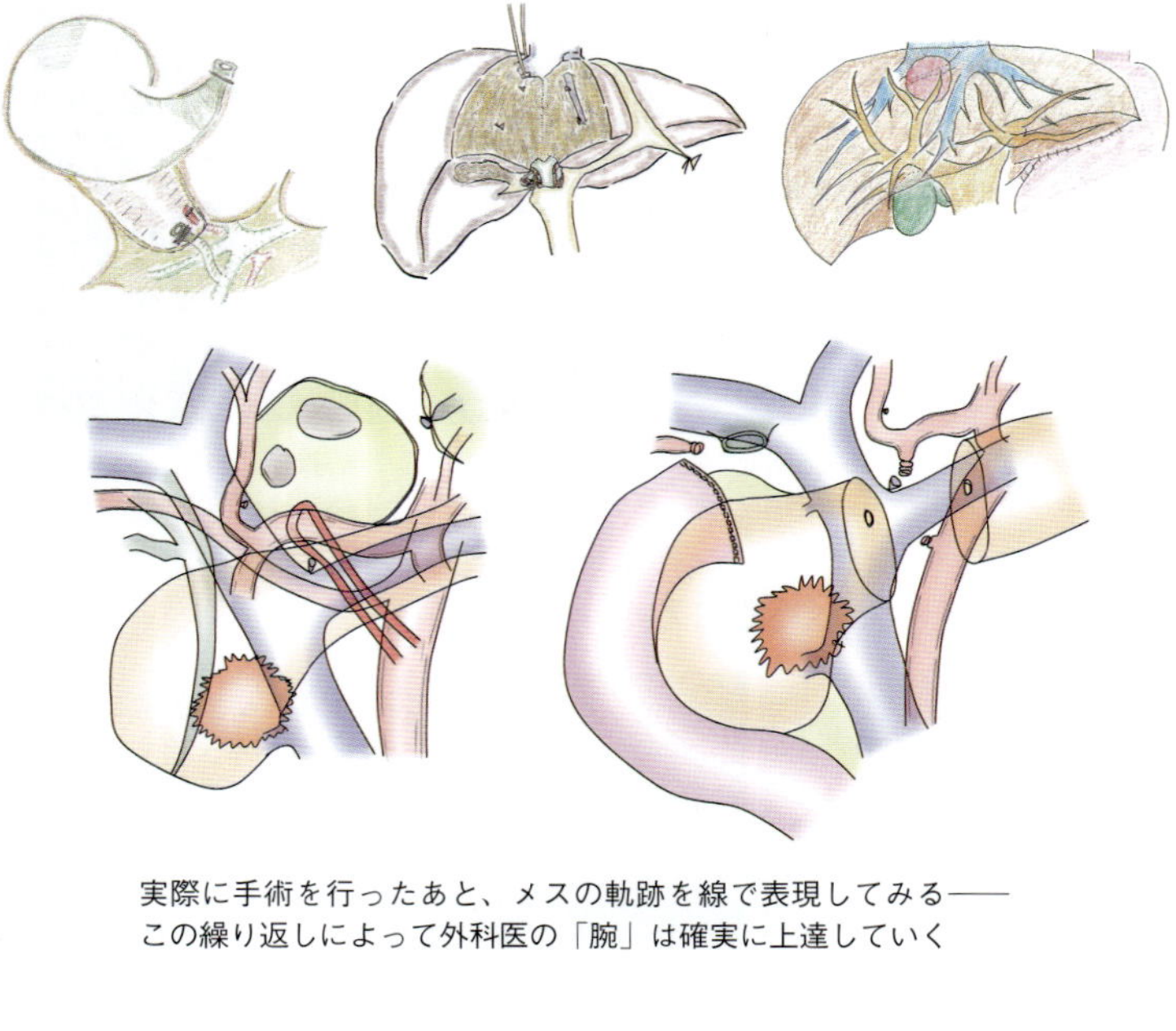

実際に手術を行ったあと、メスの軌跡を線で表現してみる——この繰り返しによって外科医の「腕」は確実に上達していく

手術はすごい

石沢武彰　著

ブルーバックス

カバー装幀／五十嵐 徹（芦澤泰偉事務所）
カバーイラスト／芦野公平
本文デザイン／大野リサ
本文図版／千田和幸・松本京久・さくら工芸社・大野リサ

はじめに

あれは、私が千葉大学5年生の時の外科の講義でした。

講師の先生が見せてくれた1編のビデオ――「肝臓には再生能力がありますから、肝機能が正常なら『3分の2まで』安全に切除できるのです」と、悠然と構えた東大の教授が語っています。「……少し肝臓が悪い患者は3分の1まで。その次は……」――。

どうやら、肝機能の許容範囲内で、外科医は自由自在に肝切除をデザインできるらしいぞ。患者の生命力と医者の技術力が融合する「手術」って、なんかスゴいかも！

これが、私が外科を選んだ原点であり、また肝胆膵《かんたんすい》外科医を目指して東大の門を叩いたワケでもあります。

その東大教授――幕内雅敏先生は、研修医だった私には「レバーの塊」にしか見えない肝臓の中に、ブロッコリーの房のような血管構造を「透視」し、がんを含む領域を丸ごと切除するという、まさに秘術を操る魔法使いでした。死亡率は「ゼロ」。しかも、世界のどんな手術室にも置いてある「ペアン」という道具と絹糸だけで……。

そして、この「ブロッコリーの房を取る肝切除」を、腹腔鏡手術で完全に再現していたのが、後に私の第二の師匠となったブリス・ガイエ教授（Dr. Brice Gayet）です。その巨匠は

（実際の身長も2メートルほどあるのですが）、従来は腹部から胸部までJ字型に大切開していた肝切除を、腹腔鏡の「穴6つ」を開けるだけで完遂していました。患者さんは、手術直後でも信じられないほど快適そうにしています。世界中から見学に来ていた同業者たちは、ガイエ教授のことを尊敬と、「自分にはムリ……」という諦めの念を込めて「天才」あるいは「Ｃｒａｚｙ！」と称していました。しかし、一緒に働いていた私は知っています。彼が飽くなき探求心で医療機器の理解を深め、「自分のように器用でなくても、誰もが安全確実に実施できる」手術法を構築しようと日々チャレンジしていたことを。

パリ留学からさらに10年以上が経過した現在は、あの魔法使いの透視力を蛍光や3Dによって皆で共有できるイメージング技術、あるいは、巨匠の職人芸を誰でも再現できるロボット支援装置が医療現場に続々と導入されています。がんの治療でも、外科医は抗がん剤や放射線療法といった強力な援軍を得て、有効な戦略をいくつも描くことができるようになりました。リハビリや栄養療法、さらには放射線科医による「術前の血流改変」など、患者さんの治癒力を最大限活用するチームワークも格段に高まっています。

本書では、数ある外科の専門領域の中から、「消化器の手術」に焦点を当てます。虫垂炎や胆石症、あるいは「がん」の治療として、私たちが手術を経験する確率が最も高い分野です。お腹の手術というと……赤ずきんちゃんを狙ったオオカミに石を詰めて縫うような、「切った張った」のイメージがあるかもしれません。確かに、手術は原始的で、それ自体に危険を伴う治療手段です。しかし現代の手術室には、そんな「野蛮な」治療を安全に行うための洗練された技術が満載されています。

それでは、創意工夫にあふれた「手術のすごい世界」を覗いてみましょう。

手術はすごい
目次

3章

技術編 その1——基本テクニック

▼序章：消化器の基本事項

「手術」を行う診療科はどのくらいあるでしょうか？　心臓血管外科、呼吸器外科、乳腺外科、脳神経外科、整形外科、形成外科……「外科」が付く科は分かりやすいですね。眼科や耳鼻咽喉科、泌尿器科、産婦人科の医師も日々手術室で腕を振るっています。本書では、その中の代表格として「消化器外科」を取り上げます。

消化器外科では、食物の通り道である消化管と、消化酵素の分泌や代謝を担う肝臓、胆管・胆のう（胆嚢）、膵臓を主に扱います。本書では、医学の知識がなくても手術の「すごさ」が伝わるように工夫していますが、臓器の位置関係（**16ページの図参照**）と機能に関する以下の「基本事項」を押さえておくと、ストーリーを想像しやすいでしょう。

食道

食物をのど（咽頭）から胃に運ぶ25㎝ほどの「管」です。管と言っても単なるパイプではなく、潤滑剤の分泌と蠕動《ぜんどう》運動により能動的に食物を運搬し、かつ胃からの逆流を防止しています。

胃

入り口に噴門、出口に幽門という開閉機構を備えた袋状の臓器です。食物を蓄えている間に蛋白質を分解するペプシノーゲンと胃酸をミックスさせ、その後、蠕動運動で内容物を十二指腸に送り出します。

十二指腸

名前の由来は「指を12本並べた長さ」だからだとされていますが、実際はもう少し長い（25～30cm）、管状の臓器です。途中にファーター乳頭というバルブ構造があり、肝臓で作った胆汁を流す胆管と、膵臓で産生された膵液を流す膵管がこのバルブの中で合流しています。

小腸

十二指腸と連続する、長さ6～7mほどの柔らかい「管」です。入り口側の空腸から出口側の回腸に進むにつれて少しずつ細くなりますが（回腸で径3cmほど）、両者に明確な「境界」はありません。腸液と膵液・胆汁に含まれる酵素の作用で栄養分を分解し、粘膜から血液中に吸収して肝臓に送ります。

大腸（結腸と直腸）

小腸で消化吸収された食物の残渣は、バウヒン弁というバルブを通って大腸に入ります。上行→横行→下行→S状結腸を流れる間に水分が吸収され、形成されるのが「糞便」です。この過程には大腸に住み着いている多種多様な細菌が関与しており、近年は私たち一人一人の腸内細菌の分布（細菌叢）が疾患の発生に影響していると考えられています。なお、盲腸はバウヒン弁のすぐ下で盲端になっている結腸の一部分で、そこに虫垂が開口しています。S状結腸に貯留した便が直腸に入ると、様々な知覚と筋肉の動きが複雑に連携して、肛門から排泄されます。

肝臓

正常な肝臓は重さ1kg前後の柔らかい臓器であり、外部からの損傷を防止するために右の肋骨にガードされるように位置しています。アルコールや脂肪肝、ウイルス性肝炎により肝硬変に至ると、文字どおり肝臓はカチカチに硬くなり、大きさも半分くらいに萎縮してしまいます。人間の「化学工場」と呼ばれるように、何百もの合成・代謝・解毒反応を担っています。その一つとして、古くなった血液のヘモグロビンをビリルビンに代謝し、胆汁中に排泄しています。このビリルビンが血中に逆流してしまう状態が「黄疸」です。

胆管・胆のう

肝臓で作られた胆汁を流す管が胆管です。胆のうは胆管に接続した「ポンプ」であり、胆汁を一時的に貯留して濃縮し、食物が通過すると収縮して胆汁を押し出します。胆管は最終的にファーター乳頭に開口しますが、その手前で膵臓の中を通過します。胆管癌なのに膵臓の手術をすることがあるのは、このような位置関係にあるためです。

膵臓

巨大なオタマジャクシのような形をした、腹腔内の最深部にある臓器です。「頭」の部分には十二指腸が巻き付いており、膵臓で産生した膵液を通す膵管がファーター乳頭に接続しています。膵液は強力な消化酵素の前駆体（加水分解などの化学反応を受けて、酵素が活性を示す前の段階の物質）を豊富に含むので、手術でこれが腹腔内に漏出し活性化すると、出血などの合併症につながります。膵臓は、消化酵素を腸に分泌する「外分泌」だけでなく、血糖値を制御するインスリンなどのホルモンを血中に分泌する「内分泌」の機能も担っています。

消化器の主な臓器

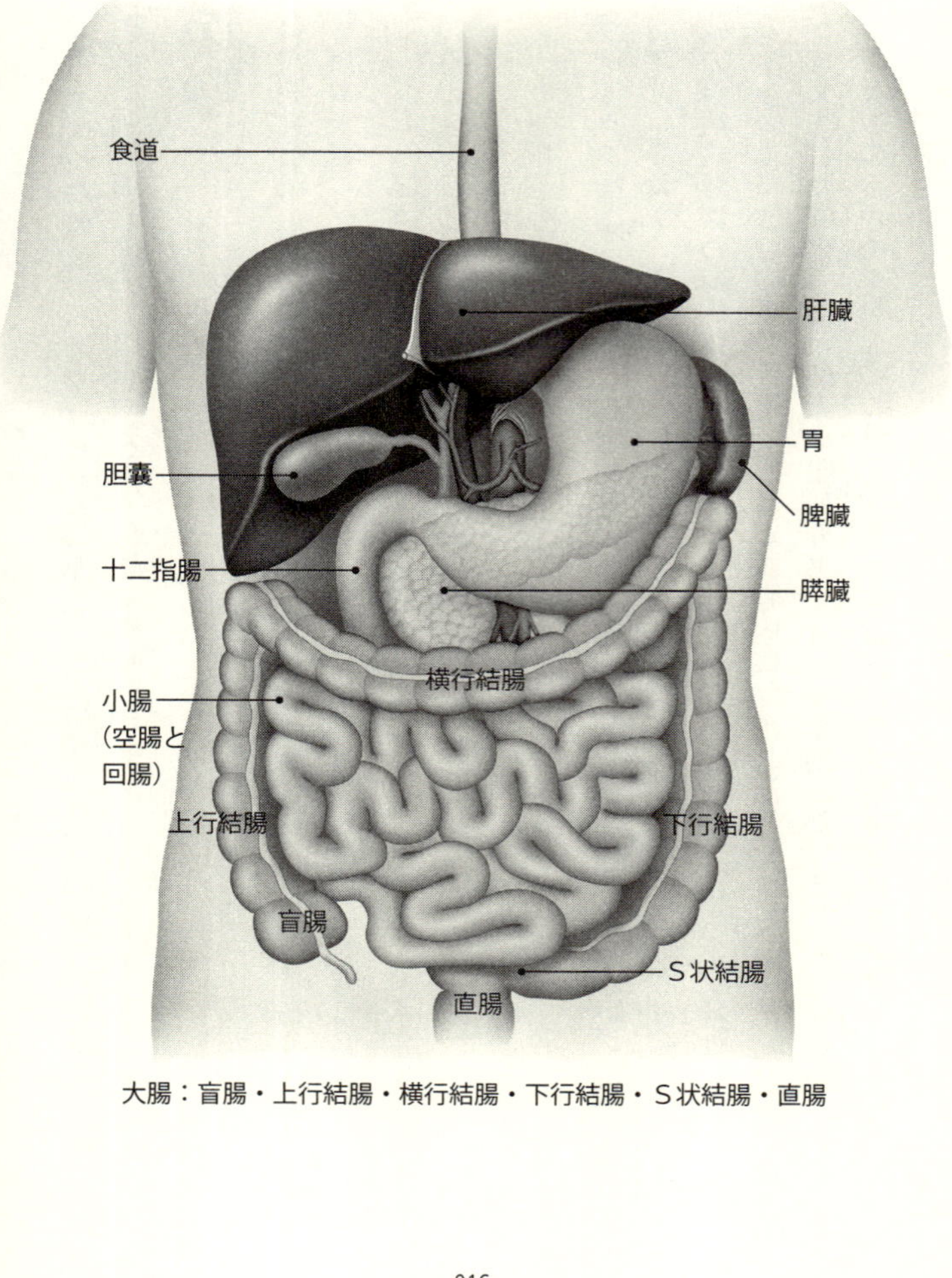

大腸：盲腸・上行結腸・横行結腸・下行結腸・S状結腸・直腸

1章

戦略・戦術編

手術の成否は事前の治療「戦略」と、
手術室で粛々と実行する「戦術」にかかっている

ライトで煌々と照らされた手術室――外国ではまさに「シアター」と呼ばれるこの空間で、「生身の体にメスを入れる」という最も原始的で野蛮な治療が、今でも毎日、当たり前のように行われています。医療系の人気ドラマや映画では、衝撃のハプニングや「大どんでん返し」がストーリーを魅力的にしていますね。しかし、現実の医療では、作戦どおりに淡々とコトが運ぶ「つまらない手術」こそ理想的です。つまり、手術の成否は事前の治療「戦略」と、手術室で粛々と実行（ミッション・コンプリート）する「戦術」にかかっている、と言えます。

手術だけが成し得ること

かつて、私たち医者が致死的な外傷や感染症、がんを治療するには、手術で病巣を取り除くしかありませんでした。人類最古の手術は、約3万1000年前に行われた左脚の切断術であったと報告されています。[1]日本の華岡青洲が、世界で初めて全身麻酔によるがん（乳癌）の手術を成功させたのは1804年です。19世紀後半には、がんの放射線療法が開始され、抗生物質ペニシリンの発見（1928年）、抗がん剤の導入（20世紀中盤）へと治療法の開発が進みます。21世紀に生きる人類は、数多くの強力な治療手段に恵まれていますね。そのような幸福な状況下で、現在でも「手術」だけが持つ価値とは何でしょうか？

私は外科医としての経験から、

①治療ターゲットに直接到達できる（直達性）
②病変を丸ごと取り除ける（根治性）

この2つの点にこそ「メスの輝き」があると考えます（図1-1）。

図1-1｜手術だけが持つ「優れた点」とは？

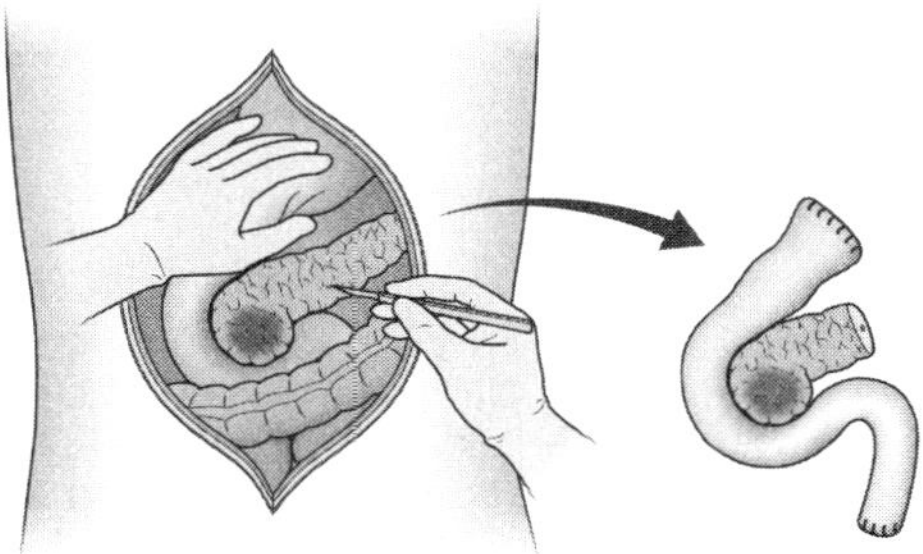

ターゲットに直接到達できるだけでなく、丸ごと取り除くことができるのも開腹手術ならではの強み！

CT（コンピューター断層撮影）などの画像検査や内視鏡を駆使すれば、病変に針を刺して膿《うみ》を吸引したり、がんを焼灼《しょうしゃく》したりして治療することも可能です。しかし、広範な感染症や大きな腫瘍に対しては、このような「局所攻撃」には限界があります。体に大きな傷をつけてでも敵の本丸に切り込み、「目（視診）」と「手（触診）」で直接戦況を観察すること、そして感染源やがん組織を完全に排除することが、身体という、大切な自分の領土を守るために必要となります。このミッションは「手術」にしか担えません。

今でも、手術は治療の「最強カード」なのです。

「最強カード」を切るのはいつか

手術の治療効果は絶大ですが、生身の体にメスが入るダメージは無視できません。傷口が痛むことはもちろんですが、命の危険を伴う合併症が発生したり、無事に退院できても後遺症で生活に支障が生じたりする可能性もあります。したがって、手術という治療のカードは「それしか方法がなく」、かつ「十分な勝算が見込める」時に限り、やむなく切る「ジョーカー」だと言えます（図1-2）。外科医は「すぐに切りたがる」人種だと思われているかもしれませんが、私たちも決して無理な手術はしたくないのです。

具体的にイメージしてみます。まず、最も理解しやすいのは「緊急手術」です。たとえば、小腸を養う血管が何時間も詰まってしまった場合……他の治療での回復は見込めないので、一刻も早く手術をして腐った腸管を取り除く必要があります。胃潰瘍の穿孔《せんこう》（穴が開くこと）や急性虫垂炎（一般的には盲腸《もうちょう》と呼ばれることも多い）ではどうでしょうか。私が研修医の頃（2000年）は、指導医から「すぐ手術の準備をして！」と指示されるケースがほとんどでした。しかし最近は、まず抗生物質を投与し、必要なら体外から針を刺して膿を排出（ドレナージ）、それでも効果がなければ手術を選択する、という段階的なアプローチも採用されています。

図1-2｜ジョーカーをいつ切るか?

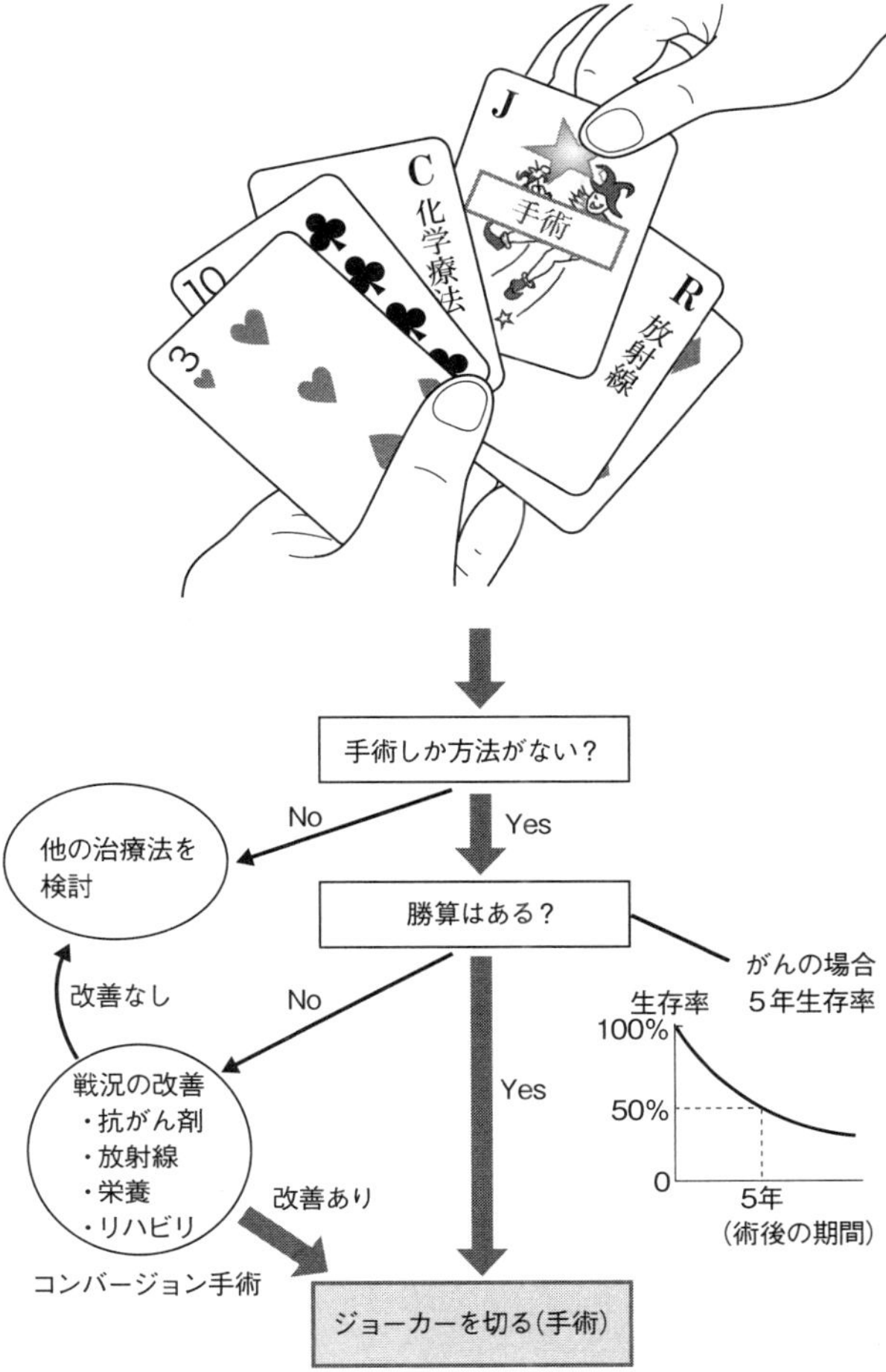

「手術しか方法がなく」「十分な勝算が見込める」時に迷わず出す!

では、がんの手術を決断するタイミングはいつでしょう。膵臓癌などの進行が速い種類もありますが、それでも通常は手術まで少なくとも2～3週間の猶予があります。この期間を利用して、まずは戦況の分析、つまり敵（がん）の広がりの程度と自軍の戦力（患者さんの体力、外科医の能力）を冷静に評価することが勝利への第一歩となります。十分な勝算が立てば、「手術」による先制攻撃が有効かもしれません。

一方、戦況予測が芳しくない場合はどうすればよいでしょうか。かつては、たとえ勝算が低くても、外科医が先陣を切ってギリギリのがん切除に挑んでいた時代もありました。しかし残念ながら、タチの悪いがんを撲滅できない事例が大多数だったのです。現在の潮流では、戦況が悪い場合には、まず栄養療法とリハビリで自軍の兵力を補強すると同時に、抗がん剤や放射線治療で敵の戦力を削いでおき、満を持して「手術」という切り札を繰り出すのが最善の策だと考えられています。

手術の「勝算」？――ギャンブルは成立しない

「今日の手術は成功ですか？」――ドラマの中だけではなく、現場にいる外科医が最も多く聞く質問です。確かに、手術の「勝算」を考えるには、「何をもって成功と考えるか」決めておかないといけませんね。私が考える手術のゴールは2つあります。

図1-3｜日本の肝切除・手術死亡率の推移

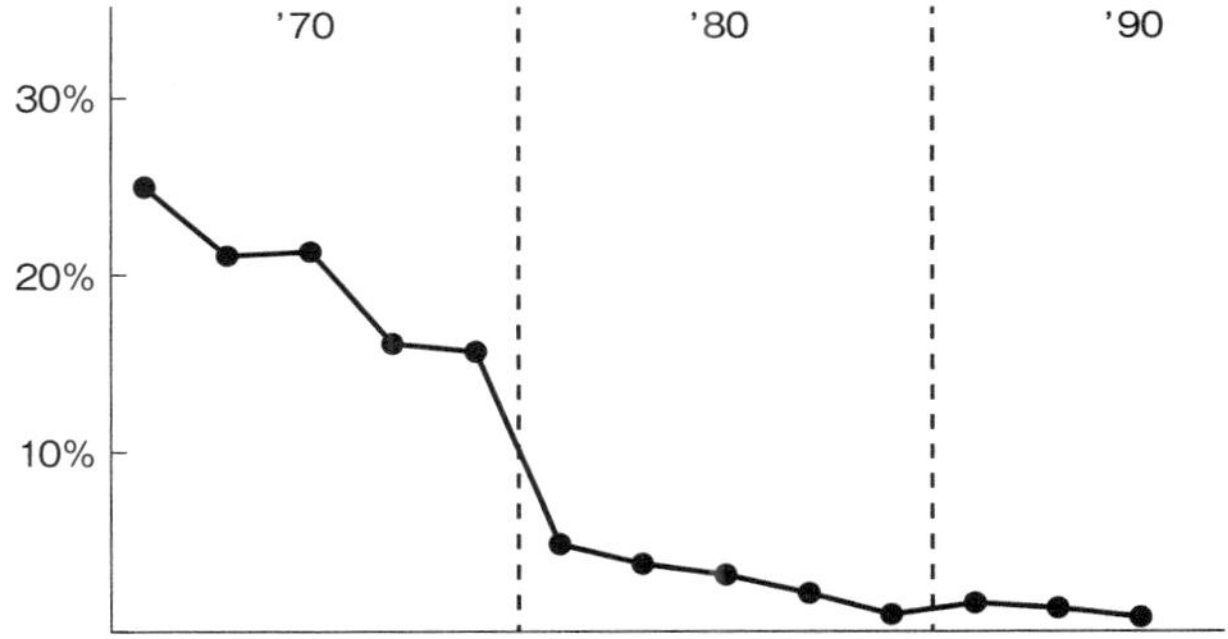

全国原発性肝癌追跡調査報告（〜1995）より

1970年代には約25%だった死亡率は劇的に低下、2019年には1.3%に

①患者さんが退院し、元の生活に戻ること（安全性のゴール）

②病気が治ること（根治性のゴール）

「無事に退院するのは当たり前でしょ！」と思われるかもしれません。しかし、手術が、ヒトがヒトに切りつける「野蛮で原始的な」治療手段である以上、どんな名医が執刀しても100パーセントの安全は保証されません。

例として、生命に必須の臓器である肝臓の切除を見てみましょう。日本肝癌研究会の調査によれば、1970年代初頭の手術関連死亡率は約25%[2]、つまり患者さんの4人に1人は無事に退院「しなかった」計算になります。その後、肝切除の技術や周術期管理が劇的に進歩し、1980年代には10%未満に低下、最近の本邦データベースでは1・3%（2019年[3]）と、先進国でも随一の安全性を誇っています（図1-3）。しかし逆に捉えると、今でも肝切除の後で元の生活に戻れなくなる確率は決してゼロではない、とも言えます。

欧米ではどうでしょうか。宗教観の違いからか、「手術は本質的に生命の危険が伴う治療である」という認識が広まっており、肝切除のトップ施設でも5％程度の死亡率が許容されているように思われます。この「安全性」のゴールは、もう一つの「根治性」のゴールと密接に関連し、時に二律背反的となります。たとえば、日本では私を含む肝臓外科医の多くは手術関連死亡率「ゼロ」を目標にしています。したがって、がんを切除すると体に残る肝臓が生命維持ギリギリの大きさになってしまう場合には、手術を諦めるケースもあります。このような方針で「手術死亡ゼロ」を謳っても、海外の医師からは「それは『チャレンジすれば救えるかもしれない患者』を見捨てている結果ではないですか？」と批判を受けることさえあるのです。

第二のゴールである「病気が治ること＝根治性」は当然の目標でしょうか。たとえば、急性虫垂炎の手術で虫垂を切除し、抗生剤も不要となり退院すれば「完治」と言えますね。しかし、がんに対する手術では「退院＝完治」とはいきません。たとえ戦略どおりの手術が達成されても、顕微鏡でしか検出できない微小ながんが体内に潜伏していて、手術から数ヵ月後、あるいは数年後に「再発」という形で姿を現すケースがあるからです。残念ながら、現在の技術では一人一人の患者さんにおける術後再発のリスクを完璧に予測することはできません。仕方がないので、過去のデータから、同じステージ（主病巣の大きさ、リンパ節転移の範囲、遠隔転移の有無に基づいて、がんの種類ごとに決められる進行度）の患者さんに手術を行った場合、「5年後に何％が生存しているか＝5年生存率（5生率）」を参照します。そして一般的には、「5生率50％以上」が見込める場合に「勝算あり」と判断されます。

「5生率50％以上」はがん手術の不文律？

「成功率がたった50％で『勝利』だなんて、外科医の自己評価は甘すぎる！」というご批判もあるでしょう。真摯に受け止めますが、これは手術の技術が不十分なわけでも、ましてや患者さんの頑張りが足りないわけでもありません。最大の理由は「敵（がん）が強すぎる」からです。

乳癌や一部の甲状腺癌のように、5生率が80％以上に達するため「10年生存率」で治療の価値を議論する、性質の良いがんもあります。罹患率の高いがんの代表格である大腸癌は全体で5生率60％以上、ステージⅠなら80％を超えます。一方、悪名高い膵癌では、手術前後に化学療法や放射線治療を追加する戦略によってようやく「5生率50％」の壁を突破する光が見えてきた、というのが実情です[4]。

では、「5生率50％未満」の場合は手術する価値はないのでしょうか。たとえば「30％」と推定された場合、「過去に同じステージで手術を受けた患者さんの3割はその後5年間生活している」ということも意味しているので、個別の要素（年齢、がんの性質、抗がん剤の効き具合、など）を吟味して「勝算」が見込めれば、患者さんと一致団結して手術にチャレンジすることは十分にあり得ます。特に最近は抗がん剤や放射線治療が目覚ましく進歩しているので、初回の診察で「手術不能」と判断せざるを得ない状況でも、これらの治療が著効《ちょこう》して再び「5生率30％、あるいは50％以上を狙える」ステージに復帰する患者さんも増えてきました（非手術的治療から手術への「転換」という意味で、コンバージョン手術と呼ばれています）。

各学会から公表されているガイドラインでは、これまでに報告された治療成績をなるべく広く収集して公正に評価し、がんの種類とステージ別に、手術の役割を推奨しています。一方、データベースに基づいて作られたガイドラインと、現実世界に生きる私たちの個別の事情との間には、多かれ少なかれ必ず齟齬《そご》があります。がんのステージだけでなく、むしろ一人一人に発生する「ガイドライン」と「リアルワールド」とのズレに注目することが、手術という治療戦略を成功に導くカギだと考えます。

がんの切除範囲に関する戦略：「切除マージン」と「リンパ節郭清」

がんの手術は「行き当たりばったり」だと失敗に終わってしまいます。外科医はあらかじめ

「どの範囲を切除すべきか」という戦略を描くのですが、その際は2つのポイントを考慮に入れます。まずは「切除マージン（がんの端から組織の切り口までの距離、切りしろ）」です（図1-4上）。当然ながら、この距離が長ければ長いほど、がん細胞を取り残す確率が少なくなります。しかし、臓器を大きく切除すればそれだけ機能が低下しますし、がんの周囲には温存すべき血管も走っているので、いつでも「がっつり」切除できるわけではありません。がんの種類によって「何㎜の距離を確保すべき」という共通認識もありますが、最低限、腫瘍をむき出しにしたり、切り込んだりしないように外科医は手術前に戦略を練っています。

もう一つの戦略は、「リンパ節郭清《かくせい》」の範囲です。「郭清」というのは「悪いものを根こそぎ取り除く」という意味です。がん細胞が本体を離れて全身へ流出する代表的な流路がリンパ系なので、がんが転移したリンパ節を含めて、その経路を徹底的に除去すべし、というがん手術の概念に基づいています（図1-4下）。

電車の路線図をイメージすると分かりやすいかもしれません。嫌な例えですが、テロリストたちが大阪駅から拡散しようとしているとして、次の路線に乗り換える前の各駅（リンパ節）で確保できれば、彼らを一網打尽にできますね。しかし、彼らが免疫という名の捜査網を潜り抜け、新幹線に乗ってしまったら、もはや全国への拡散は避けられません。手術の世界でも、全身のリンパ節を切除することはできないので、がんの種類と進行度に応じて「どの範囲まで

図1-4｜切除マージンとリンパ節郭清

切除マージン

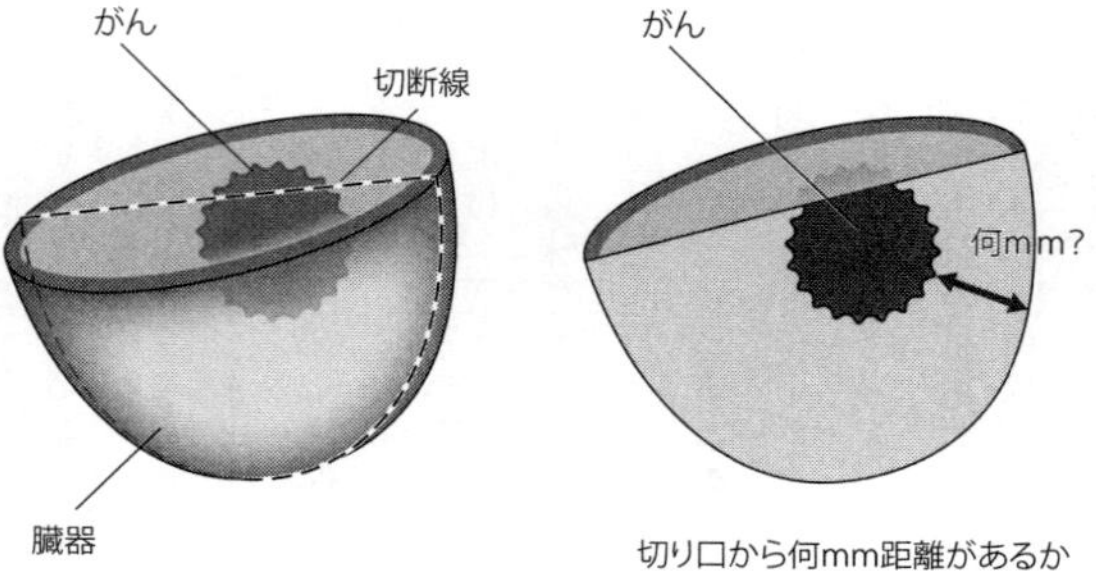

リンパ節郭清

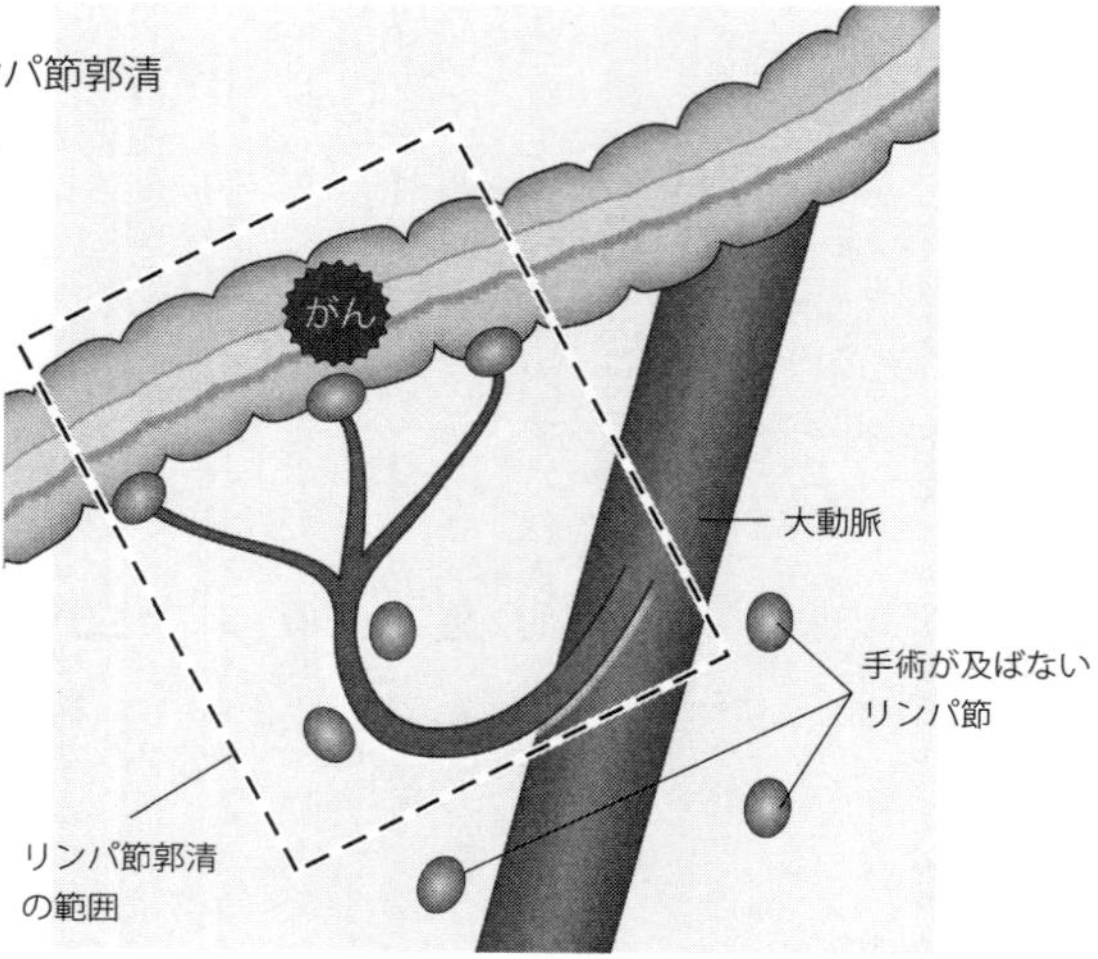

「切除する範囲」「郭清する範囲」こそ、外科医の真価が問われる

リンパ節を郭清するか」、あるいは「遠隔にあるリンパ節を手術中に検索し、がんの転移があれば手術中止を判断するか」といった戦略を立てておくことになります。

勝算を高める戦略：「時間を戻す」魔法の薬と「臓器トレーニング」

「私の体のがんはいつできたんでしょうか……？」。これも患者さんからよく聞かれる質問です。正確な期間を推定することは不可能ですが、がんは私たちが日々生活する中の「ある時点」で発生し、その第一群が増殖すると同時に、違う遺伝子変異を持つ集団が「株分け」されるように組み合わさりながら成長していきます。私の脳内にある概念図（図1-5）を次ページに示しますが、この雑多な集団が「手術で完全に取り除ける範囲」に収まっている段階で診断できれば、「手術だけ」で治癒させることができます。胃カメラや大腸カメラで切除できる、粘膜に留まる胃癌や大腸癌は、まさにそのような例です。

一方、消化器の検診を受けていないと、切除できないくらい広範な肝臓への転移を伴った状況で大腸癌が発見される場合があります。しかし、このように「手術だけで治る範囲」を超えた段階で発見されてしまっても、まだ根治のチャンスはあるのです。最適な抗がん剤を選択し、腫瘍を「切除可能な範囲」までググッと退縮させることができれば、この時点で根治を目指した手術を計画できる可能性があります。この術前化学療法は、英語のNeoadjuvant

図1-5｜がんの広がり方

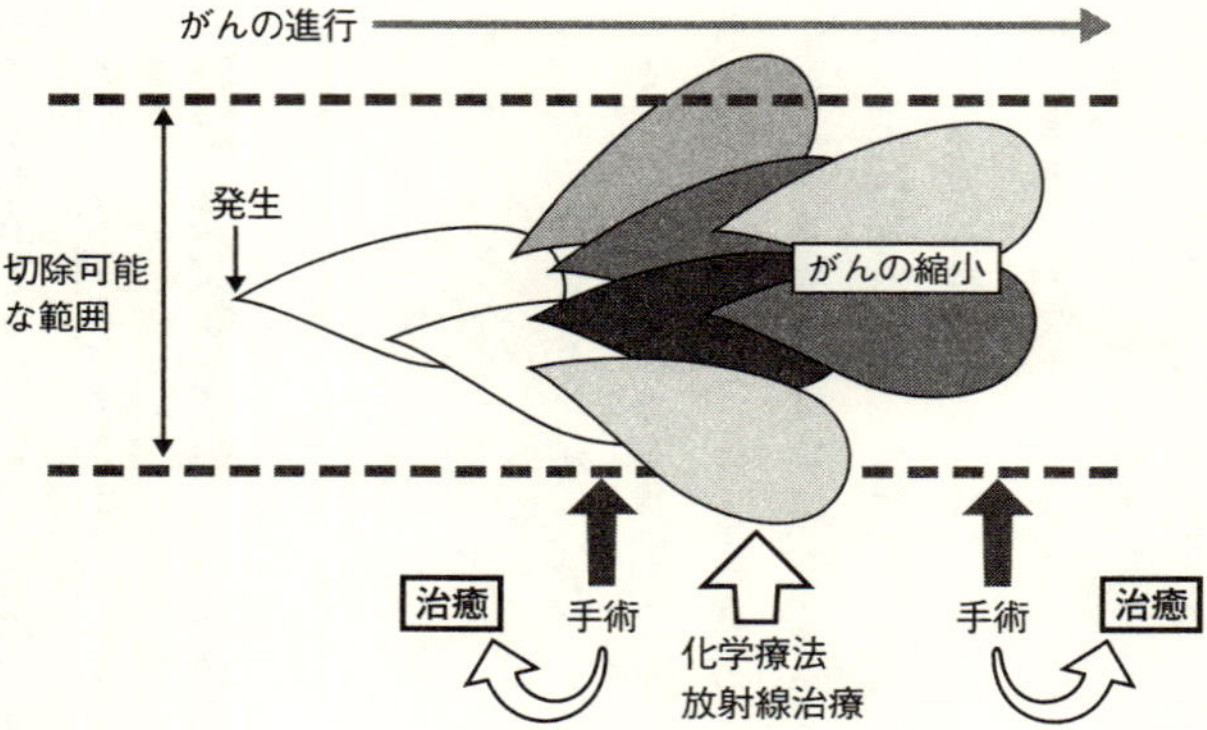

chemotherapyの頭文字をとってNAC《ナック》と呼ばれることもありますが、奏功した時はまるで「時間を戻す」魔法の薬のように感じられます。

もう一つの方向性は、人間の生物としてのポテンシャルを最大限に活用する戦略です。たとえば、私たちの肝臓には再生能（切除された分を補うように、残った肝臓が増大する機能）が備わっています。腫瘍を取り除くために右側の肝臓（通常、全体の60〜70％）を大きく越境するような切除（拡大右肝切除）をしてしまうと、残された左側の肝臓の量（30％未満）では生命を支えられなくなり、肝不全から死に至る事態が懸念されます。

その場合には、手術前にあらかじめ右側の肝臓を養う血管（門脈）を「詰めておく（塞栓）」処置を行います。そうすると、今まで右側にも流れていた門脈血がすべて左側に流れるようになるので、これ

図1-6｜人間の再生力を利用する

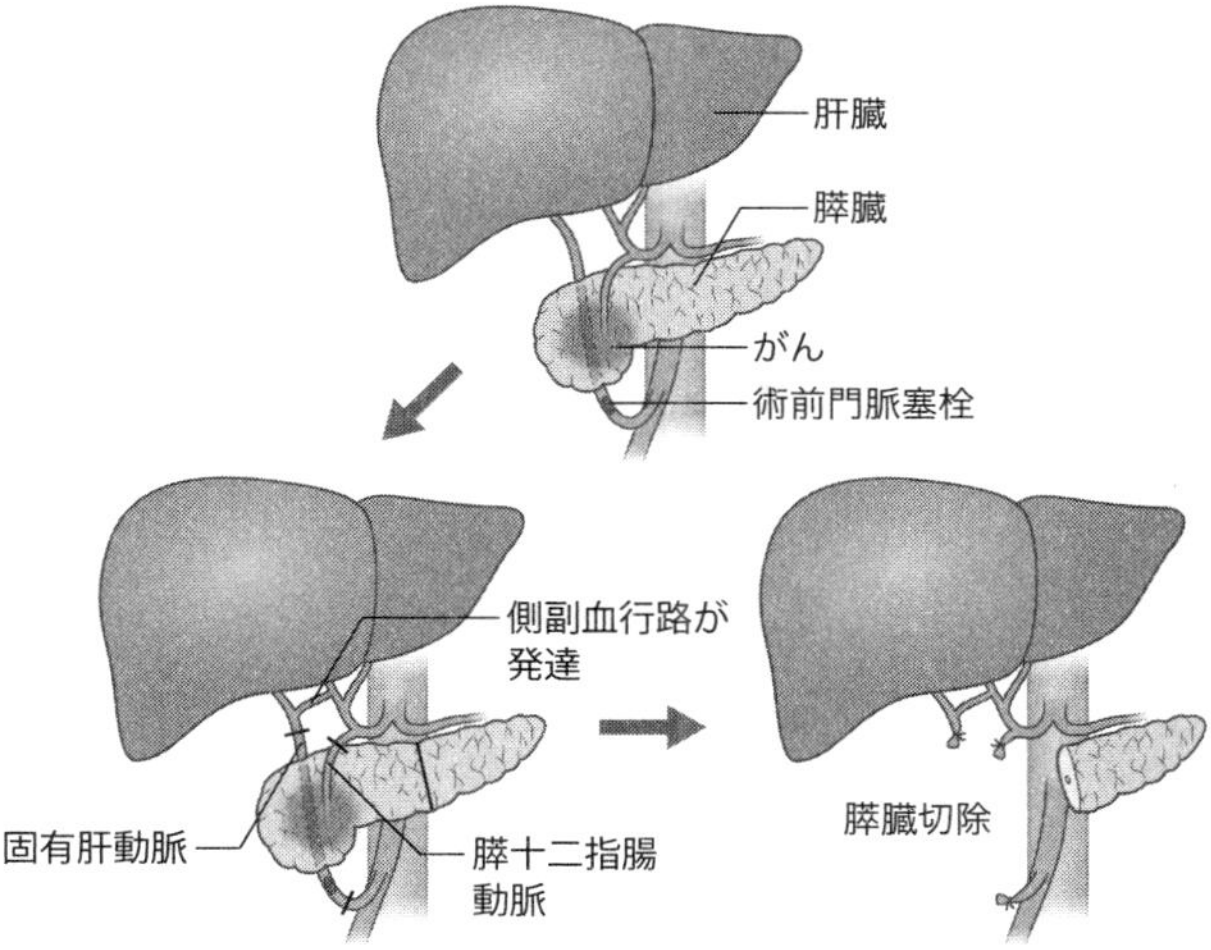

動脈の脇道を養生してから、膵癌を動脈ごと切除すれば、動脈の再建は不要になる

に対応するように左側の肝細胞が増大・増加します。２週間ほどすると、左側の肝臓が元の１２０～１３０％程度に肥大し、肝機能も右から左にシフトするので、満を持して安全に「拡大右肝切除」を行えるようになります（カラー口絵②参照）。

この「術前門脈塞栓術」は、奇しくも私が教育を受けた東京大学肝胆膵外科と[5]、現職である大阪公立大学（当時は大阪市立大学）から[6]、世界で初めて報告された画期的な方法です。私たちの施設では、肝臓だけでなく膵臓の手術にも「人間の再生力に注目した戦略」を活用しています。たとえば、膵癌が肝臓や胃に血液を送る動脈に浸潤している場合、放射線科に依頼してあらかじめこの部分の動脈をコイル塞栓してもらいます。すると胃の壁には、切除する動脈に頼らない、別の血流のネットワークが完成します。また、肝臓にも別のルートで動脈血が供給されるようになります。このように、「動脈の脇道を養生」しておいてから膵癌を動脈ごと切除すると、動脈の再建（つなぎ直すこと）が不要になったり、再建が必要な場合でも、その本数を1本に減らしたりすることができるようになります（図1-6）[7]。このような再生能力や動脈のネットワークは、たとえば狩猟中の大ケガなどに対応できるように、大昔から人間に備わっていた能力なのかもしれませんが、これを外科医は「血管と臓器の術前トレーニング」としてちゃっかり利用させてもらっている、というわけです。

手術の戦術①：開腹手術か低侵襲手術（内視鏡やロボット）か

手術の「勝算」が立ったならば、その戦略を実現するための戦術、まずは「どうやって対象の臓器にアプローチするか」を検討します。最も古典的なアプローチ法は「開腹手術」です。文字どおり、腹壁を広く切開して創部《そうぶ》を展開しますが、その長さや形は術式や病変の位置・大きさ、そして各施設における手術の「流儀（やり慣れた方法）」によって様々です（図1-7）。典型的な手術では腹筋を切る必要がない「正中切開」が用いられますが、難しい手術では切開

図1-7｜肝臓手術だけでもさまざまな切開方法がある

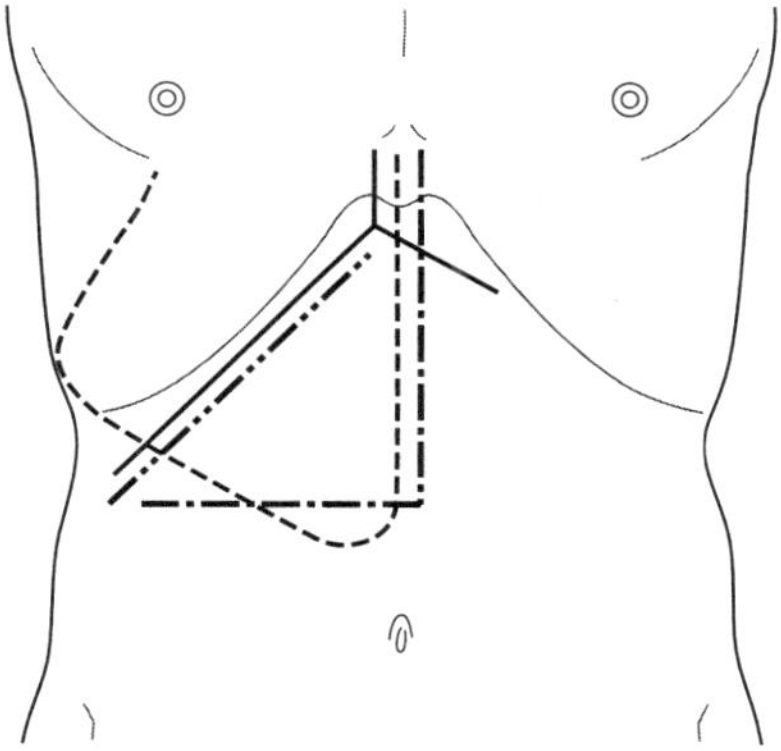

法の選択により手術のやり易さ（＝戦略の実行性）が決まってしまうので、熟慮すべきステップです。外科医が病変や臓器を「直接目で見て、触って」手術を進めることができる、あらゆる事態に迅速に対応できる、という開腹手術の確実性・安全性は他に代えがたく、オールマイティーなアプローチだと言えます。一方、患者さんは文字どおり「切腹」されているわけですから、鎮痛法が進歩しているとはいえ、手術直後の痛みは強いですし、皮膚に大きな傷跡が残ってしまうというデメリットがあります。

低侵襲手術とは、従来の開腹手術よりも創部を小さくして、疼痛軽減と術後の早期回復を図るアプローチのことです。特に腹腔鏡や胸腔鏡を用いた内視鏡手術は、１９９０年代以降に急速に発展・普及し、現在ではほぼすべての手術法に対象

図1-8｜腹腔鏡手術

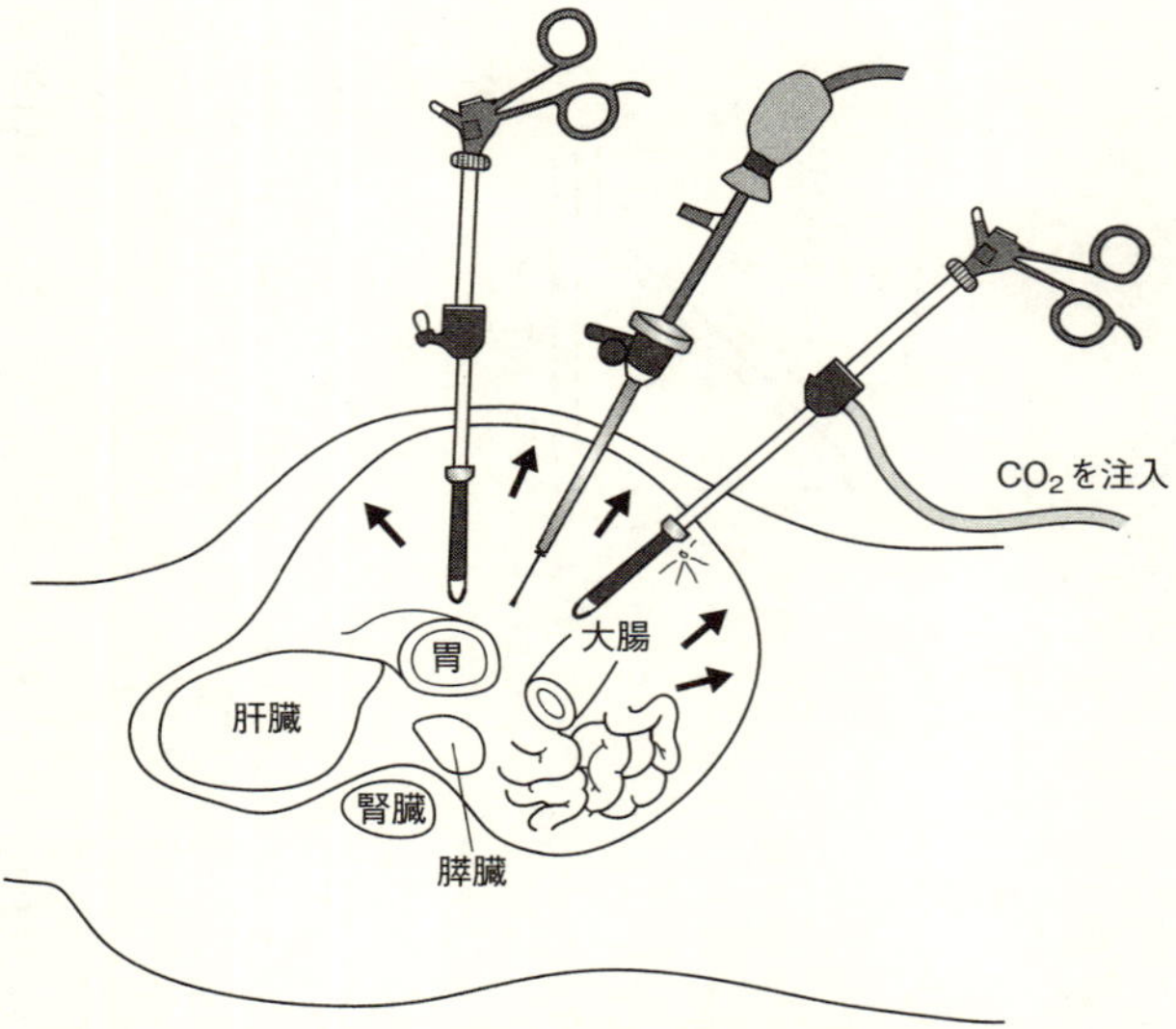

二酸化炭素でお腹を膨らませて（気腹）から腹腔鏡を入れて手術を行う

が広がっています。

腹部の内視鏡手術（腹腔鏡手術）では、腹壁に「トロッカー」と呼ばれる径5～12㎜ほどの筒状の器具を何本か挿入し、そのうちの1本から二酸化炭素を注入してお腹を東京ドームのように膨らませます（気腹）。気腹ガスとして二酸化炭素を使うのは、安価で入手しやすいことはもちろん、不燃性であり（もしも酸素を使ったら、電気メスのスパークで爆発！してしまいます）、血中に入っても溶解度が高いためガス塞栓が起きにくいからです。気腹によりスペースが確保されたら、別のトロッカーから腹腔鏡を挿入し、さらに鉗子《かんし》などを入れて臓器を把持《はじ》（しっかり握ること）・切離したりして手術を進めます（図1-8）。切除した臓器は袋に収納し、トロッカー挿入部のどこか1ヵ所を広げて体外に取り出します。

近年目覚ましく普及が進むロボット支援手術も、術者が鉗子類をより精密に操作できるという利点がありますが、基本的な手術のアプローチという意味では腹腔鏡手術と同じ範疇に入るものです。これら低侵襲手術の明らかなメリットは、開腹手術と比べて傷が小さい＝痛みが少ない、という点です。結果、入院期間が短く、日常生活への復帰も早くなります。腹腔内の気腹圧（8～12㎝H_2O程度）が人間の静脈圧に近いので、手術中に創部から滲み出る出血を抑えられる、という利点も多くの術式で示されています。

一方、内視鏡手術は総じて手術時間が開腹・開胸手術よりも長く、大出血などの緊急事態に迅速に対応しにくいという点がデメリットです。安全性を確保するために、「一定の出血量や手術時間に達したら開腹・開胸手術に移行する」という準備を整えておくことが重要だと考えます。

「できるだけ大きな傷を体につけてほしい！」という患者さんはいません。外科医としても、手術前の戦略で描いたとおりの切除を開腹手術と同じクオリティーで実行できる算段があれば、低侵襲手術を選択することに迷いはありません。しかしながら、複雑な術式や、心肺機能が悪く短時間で治療を終わらせるべき患者さんに対して無理に内視鏡手術を用いると、「見た目の傷は小さいが、体内の臓器にとっては過大侵襲」という、本末転倒な事態になりかねません。外科医には、予定する手術の内容と患者さんの全身状態、そして診療チームの「実力」を冷静に判断して、豊富な選択肢から最適な手術の戦術を提案する力が求められています。今後はロボットやＡＩなどの最先端技術が投入され、内視鏡手術はさらに進歩すると予想されますが、「古典的」な開腹・開胸手術、そしてそれを実行できる外科医の役割が失われることは決してないでしょう。

手術の戦術②：「手先の器用さ」よりも「思考過程」

中高生や医学生からよく聞かれる質問の一つが、「私は不器用なのですが、外科医になれるでしょうか」という心配です。安心してください、不器用な人間も外科医になっています（筆者である私のことです！）。確かに、心臓手術や微細なリンパ管吻合《ふんごう》など、天賦の才が求められる領域もあるでしょうが、少なくとも消化器外科の界隈には、「焼き肉の網に箸を通すことはできるでしょ？　それならＯＫ！」と勧誘されて上手な外科医になった仲間が何人もいます。

もちろん基本技術のトレーニングは必要です。しかし、安全確実な手術ができる外科医になるためには、小手先の器用さより、その何倍も手術中の思考過程、たとえば「この構造は何だろう？」、「ここは本当に切るべき血管だろうか？」、「今やるべきか、後回しにすべきか？」という自問自答を繰り返す能力が必要だと実感しています。あらゆる医療行為は「覆水盆に返らず」、特に手術では「何かを切ってしまったら」決して時間を巻き戻すことはできないからです。

基本的に、手術とは血の通った臓器（の一部）を切除する作業なので、その戦術を構成する大きな要素は、その臓器に出入りする血管をどの部位で、いつ切離するか、ということです。手術書を手に取れば、いつどのように血管を処理すべきか、各術式の定型的な方法が示されています。ところが実際の世界では、血管の走り方や病変との位置関係などは患者さんによって千差万別です。そもそも、これらの血管は脂肪の奥に隠れています。刻々と変わる状況の中で、目標となる血管を見つけ出し、適切な位置とタイミングで切離するという一連の判断を正確に行う作業が求められます。この戦術を誤ると、がんを取り残したり、逆に取りすぎて周辺の臓器が虚血（血液が十分に供給されない状態）に陥り重篤な合併症が発生したりする最悪のケースに繋がります。

手術の「手順」も大切な要素です。一般的に、がんは「動脈」から豊富な血液を受けて発育しています。その中で最大のパトロンとなっている動脈をなるべく早い段階で切離できれば、

図1-9｜がんに栄養を送る動脈をどこから切るか

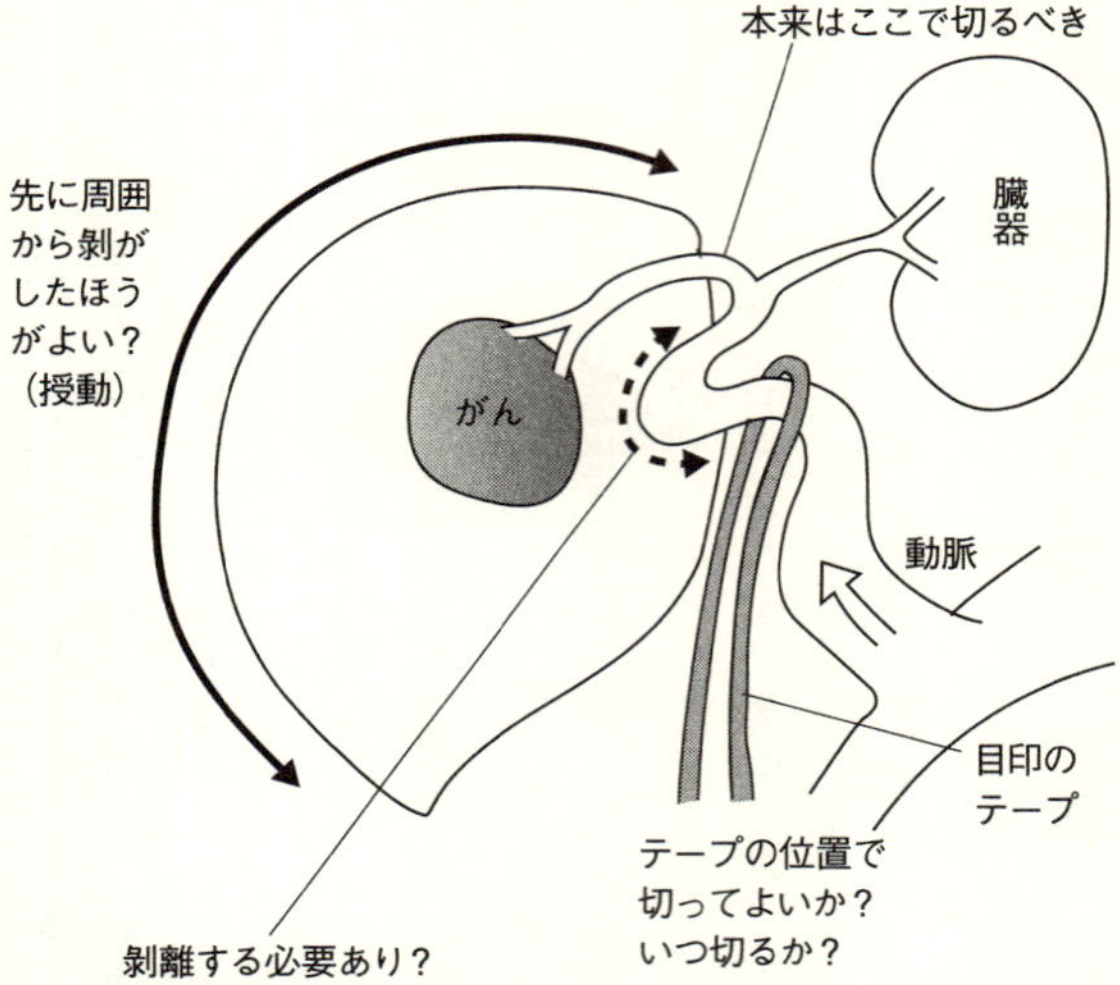

剝離・授動を先行させてから切るべきポイントを決める

がん組織が虚血に陥り、また同時に切除する臓器の血流も低下するので、より安全・確実に手術を進めることができます。しかし往々にして、重要な血管は脂肪組織や臓器の奥、場合によっては腫瘍の真裏に位置しています。狭い視野で無理に血管の処理を行うと、出血した際に対応できず非常に危険です。このような時、経験のある術者なら、がんを含む臓器を周囲から剝がして持ち上げる操作（剝離と授動）を先行させよう！　と正しく判断できます（図1-9）。臨機応変に手術を進める判断力にこそ、外科医の経験と「センス」が発揮されます。

手術後には病院の「総合力」が求められる

手術が終わった後は何のトラブルも起こらず、患者さんが退院するまで一直線に回復するのが理想です。しかし、どんな治療にも、一定の頻度で起き得る「合併症」のリスクがあります。肺炎などの感染症、あるいは脳梗塞や心筋梗塞といった「麻酔や手術を受ける」というダメージ自体に関連する合併症に加えて、臓器特有のトラブル、たとえば消化器外科では腸の吻合部から内容物が一時的に漏れ出す「縫合不全」などが発生する可能性があります。優れた治療成績で世に知られる外科チームは、手術が上手いからといって決して「やりっぱなし」にはしません。合併症が生じても早期に察知し、病院機能をフルに使って迅速に対応する能力を備えています。

術後の縫合不全により腹腔内に膿瘍《のうよう》（膿がたまった状態）が形成された状況を考えてみましょう。まずはその予兆を察知することが重要ですが、一般的な抗生剤が効かない場合は、超音波をガイドに体外から膿の貯留を穿刺《せんし》してドレナージします。膿汁は細菌培養検査に提出して、内科の感染症チームとも相談して抗生剤を変更します。放射線科医は、ＣＴを用いて上記の穿刺を行うこともありますし、もし膿瘍が原因で出血が起きた場合には、血管内治療のテクニックを用いて止血する、という重要な役割を担っています。

合併症が積み重なり重症化するケースを回避し、体力の回復をサポートする対策も重要です。看護師は早期離床を促して肺炎の予防に努めますし、活動性の低下した高齢の患者さんには、栄養士やリハビリ部門も介入して全身状態の維持向上を図ります（図1-10）。「患者さんが無事に退院する」という手術の第一目標を達成するには、合併症の発生率が低いこと以上に、重篤なトラブルが生じてもこれをレスキューできる医療体制がカギである点が、日本の学会研究でも示されています。[8]

図1-10｜病院全体の危機対応能力が重要

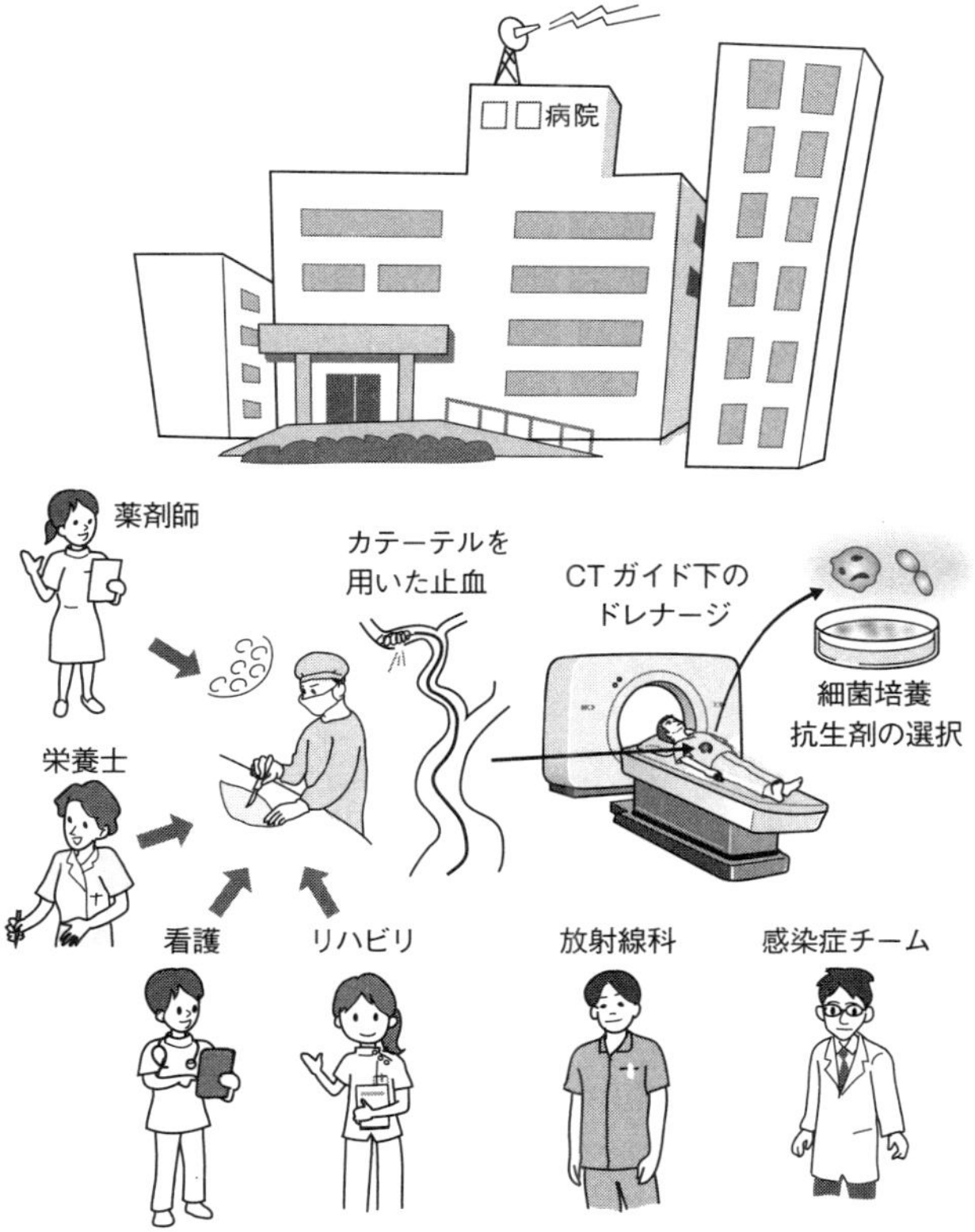

感染症チーム、放射線科、看護、リハビリ、栄養士……病院の総合力が求められる

コラム1

AIは手術の「勝算」を予測できるか？

「5年生存率が50％」というのは分かった。では、「『私』が手術を受けたら元気に生きられるのか」を正確に教えてほしい！　――これが患者さんの本心でしょう。

私の友人で先鋭的な外科医、アンドリュー（Dr. Andrew Gumbs）は、とあるIT系の知人から、がん治療の相談を受け、最新の情報を誠実に伝えました。ところが、「人間の全遺伝子が解明され、巨大なデータベースが利用できる時代に、君たち外科医は未だに『生存率』の話しかできないのか……」と失望を露《あらわ》にされてしまったそうです。ハッと我に返った彼は、遺伝情報はもちろん、患者さんの人種、生活歴と既往歴、医療環境、そして画像データなど「入手し得るすべての情報」をインプットし、個々の患者さんに精緻な予後予測に基づく治療法を提案するためのベンチャー企業を設立しました。アンドリューは、冒頭でも紹介した外科の巨人、ブリス・ガイエ教授の一番弟子でもあるのですが、彼の行動力にはいつも感服させられます。

私たちも、従来の臨床指標に画像診断の情報を組み入れた、肝細胞癌切除の「AI予後予測システム」を開発しました。[C1] 驚いたことに、画像としては「患者さん1人あたり、たった1枚」の術前造影CTをインプットしただけなのに、どうやらAIはその画像情報を最も「頼りに」しているようでした。中には、多くの外科医が「これは手術で治りそうだ」と安心するであろう「大きさ・形」に描出されているがんを「再発高リスク」と判断したり、その逆に、「再発しそうだから手術はどうかなあ」と躊躇しそうな形態の腫瘍を「再発低リスク」と評価したりする例もありました。そして、これらの症例の一部はAIの「未来予想図」どおりになったのです。さらに驚くべきことに、AIが画像の「どこを見ているか」をヒートマップで表示すると、何やらがんからは遠く離れた部位に注目しているようで……。少し背筋が寒くなりますね。

やり手のアンドリューは、最近「AI外科」（Artificial Intelligence Surgery）という医学雑誌を創刊し、私もガイエ先生とともに参加しています。[C2] ちなみに、このグループの定義によれば、「AI外科」の範囲は深層学習に基づく予後予測に留まらず、電気的な計測で出力をリアルタイムに調整する現代の電気メス、後述する電動の自動縫合器や術中蛍光イメージングなどの画像処理も含まれるとのこと……つまり私たちは今すでに「AI外科」の時代に突入しているのです！

2章

武器編

古典的な「刀剣」から最新の「AI機器・ロボット」までが大活躍

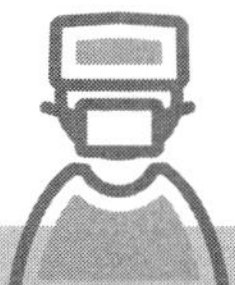

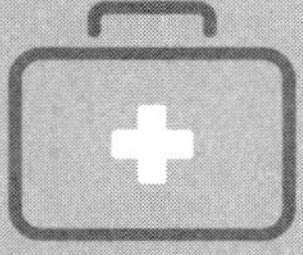

手術の戦略と戦術を描くことができたら、次はそれを実行するための「武器」を用意します。患者さんの体とのファーストコンタクトには、今でも古典的な金属製の「メス」が使われます。ドラマや映画の手術シーンも、執刀医の「メス！」という合言葉で始まりますね。しかし現実の世界では、皮膚をスパッと切開した後は、外科医は「メス」を手放し、代わりに様々な道具を駆使して手術を進めていきます。電気を使う器具は一つ一つ、電流を精緻に制御する出力装置に接続しなくてはいけません。内視鏡のタワーや、天井から吊るされた何枚ものパネルを見ることもできるでしょう。手術支援ロボットも「いてはる」かもしれませんね。皆さんがもし現代の手術室に足を踏み入れたならば、まるで医療機器の「ショールーム」だ、と感じるに違いありません。

本章では、合理的な手術を行うために開発されてきた主な医療機器を紹介します。

華岡青洲も用いた金属製メス

1804年（文化元年）に華岡青洲が世界初の全身麻酔による乳癌摘出手術を行いましたが、その時にも用いられていたのが金属製の「メス」です（図2-1）。ブラック・ジャックも愛用していましたね。彼は、刀鍛冶に刃を研いでもらってメスを再利用しています。これは、ヒトの皮膚が「天然鎧」と言えるほど強靱であり、また血液や脂が付着してしまうので、刃がすぐに「なまって」しまうからでしょう。

現在では、市販のカミソリのように、手術のたびに新品の刃を、滅菌・再利用できる金属製の柄に取り付けて使用しています。刃は手術が終わるたびに破棄されます（刃がプラスティックの柄と一体となっており、丸ごと捨てるタイプもあります）。感染対策でもあり、また天才

図2-1｜華岡青洲が使用したメス（レプリカ）

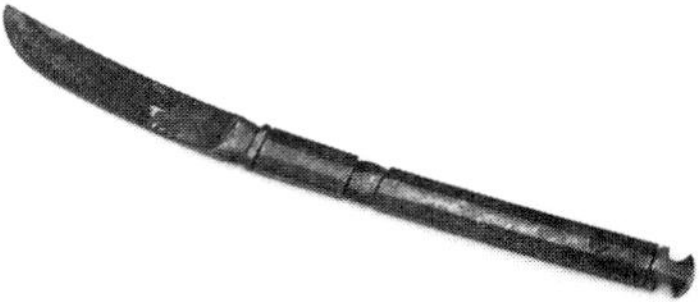

1804年に世界初の全身麻酔による乳癌摘出手術が行われた　提供：印西市立印旛医科器械歴史資料館

図2-2｜現代のメス（刃は取り外して廃棄）

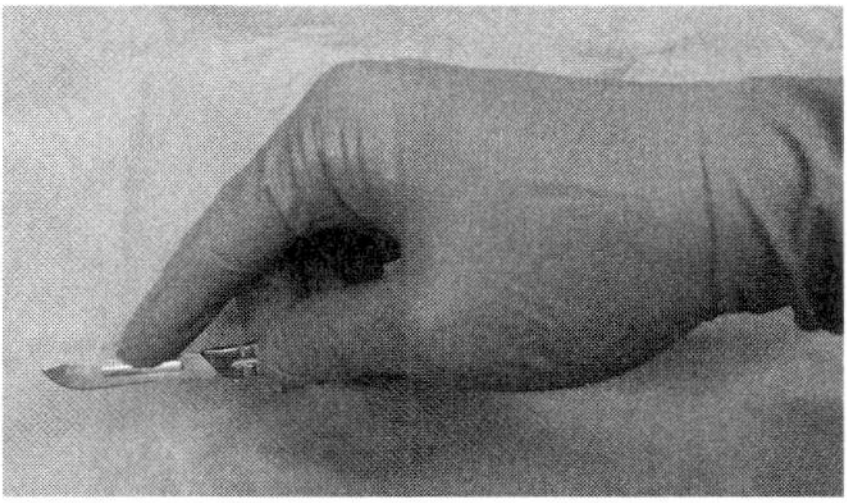

鉛筆持ち

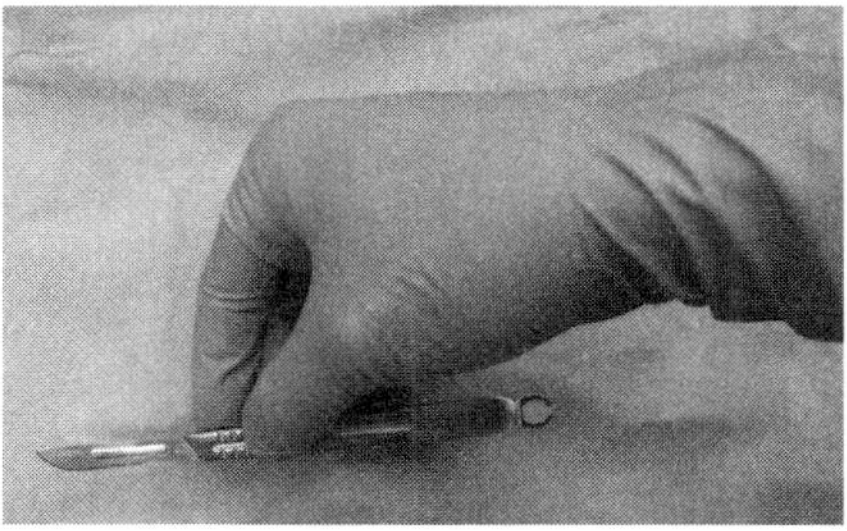

バイオリン持ち

的な刀鍛冶がいなくても切れ味が落ちない、というメリットがありますね。

刃には先端が丸いもの（円刃）と尖ったもの（尖刃）があり、用途で使い分けています。一般的に、皮膚を長く切る場合には円刃が好まれ、メスの重心の部分で「鉛筆持ち」あるいは「バイオリン持ち」します（図2-2）。いったん刃を皮膚に接地させたら、切開の終点を意識して、そこまでメスをスーッと「引く（押すのではなく）」のがブレずに切るコツです。刃を引くように動かすことで、より鋭角に組織と接するようになるので、皮膚がスパッと切れると言われています。家庭科の授業や料理の講習で習う包丁の使い方と同じです。

鋼製小物（鑷子・剪刀・鉗子・持針器・開創器など）

鋼製小物は最も基本的な、「外科医の7つ道具」のようなステンレス製の武器です。長さや先端の形状が微妙に異なる数十もの道具があり、その多くは考案した外科医の名前で呼ばれるのが面白い点です（「鉤付きの血管鉗子ちょうだい！」ではなく、「コッヘル！」のように医師と看護師がやり取りしています）。

中でも、これから紹介する「5つ道具（図2-3）」は欠かせません。

手術は、術者が利き手でない方（多くは左手）で組織を摑み、利き手（右手）で剝離や切開を行うスタイルで進められます。その際、左手で持つピンセットのような道具が鑷子《せっし》です。大

図2-3｜外科医の「5つ道具」

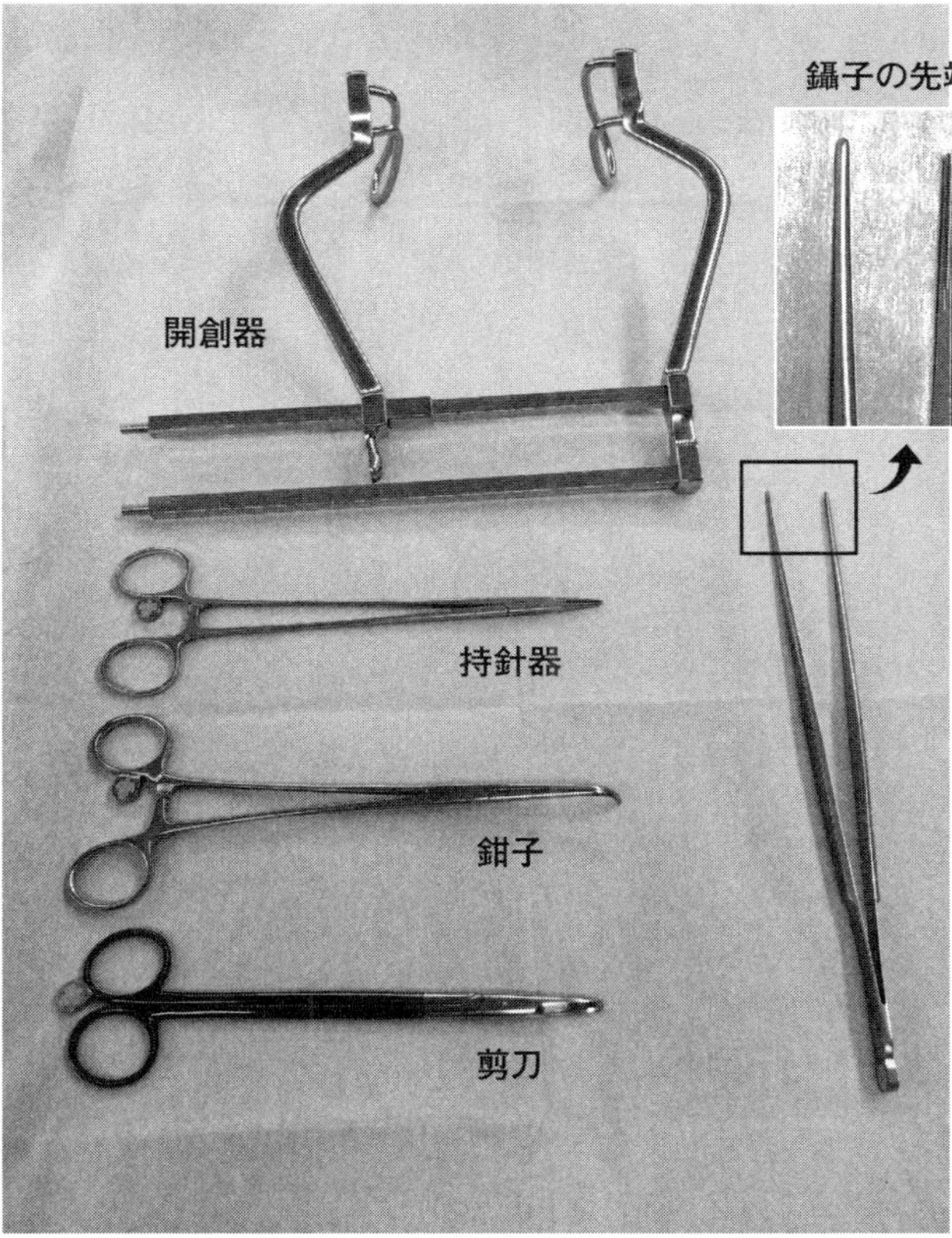

同じ名前の器具でも、長さや先端の形状によって微妙に異なる種類のものがたくさんある

きさだけでなく、内側の溝の形状や先端の突起の有無により使い分けられています。以前の勤務先では、一番粗大なものは「田舎セッシ」と呼ばれていましたが……何か失礼な俗称ですよね。ちなみに、私の相棒はドゥベイキーと呼ばれるタイプです。細い（1・5㎜）先端部の内側に縦溝と滑り止め加工が施されているので、組織を繊細に、かつしっかりと把持できます。

右手には後述する電気メスを持つことが多いですが、熱を伝えずに「スパッと切りたい」時にはハサミのような剪刀《せんとう》を使います。代表格はクーパーあるいはメイヨー剪刀で、組織だけでなく手術用の糸や布を切る時にも使います。細い血管や神経を切離するシーンでは、より先端が細く重量も軽い（40g程度）「メッツェン」をミリ単位で操作します。

鉗子は、日常生活ではあまりなじみのない道具かもしれません。見た目はハサミのようなハンドル形状をしていますが、切るための道具ではなく、もともとは先端で出血点を摑んで血を止めるために使われていたようです。現代の手術では、血管や糸を摑む（把持鉗子）だけでなく、組織を剝離したり掬《すく》ったりする目的でも利用します（剝離鉗子）。手を放しても先端が一定の力で閉じたままとなるように、ラチェットという歯車のようなギザギザの締め込み構造が付いている点が特徴です。私は、先端が直角に近い剝離鉗子を好んで使いますが、今まで勤務してきた病院によって「コッドマン」、「ハセガワ」、「ジェミニー」と呼び名が変遷するのが面白い点です。

図2-4｜腹腔鏡手術用の鉗子・持針器

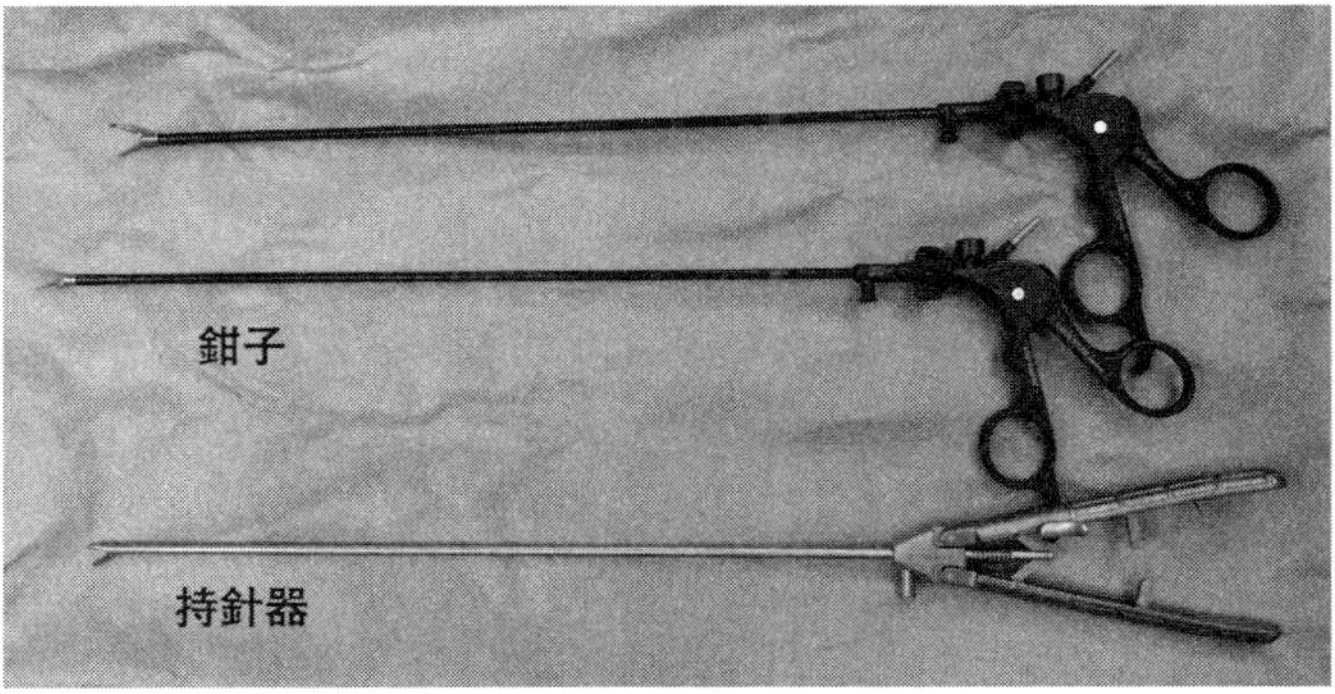

内視鏡手術用に、細くて長いものが開発されている

持針器《じしんき》は文字どおり縫合用の針を持つための道具です。針の大きさは、腹壁を縫う5㎝ほどの大きなものから、最小は0・8㎜までラインナップがあるので、それぞれに合わせて種々の大きさ・把持力の持針器が販売されています。運針中に握りを緩めても針の位置がずれないように、鉗子と同様のラチェット構造があり、先端部の内側には滑り止めの溝が打たれています。

　開創器《かいそうき》は大切な「裏方」です。手術では、基本的にタテに切った創部を丸や四角の形に広げて、十分な視野と作業スペースを確保することが重要だからです。手術用ベッドと連結させる大型の器械もよく使われていますが、ここでは「ゴッセ」というシンプルな開創器を紹介します。「腸べラ」または「自在鉤《じざいこう》」と呼ばれる、金属の薄い延べ棒も渋い道具です。助手はこれを好きなようにグニャリと変形させて、術者のために腸や周りの臓器を除けてあげます。

なお、腹腔鏡や胸腔鏡による手術では、後述するトロッカーという金属製の筒を通して道具を体内に出し入れする必要があります。したがって、径3〜8㎜程度の「細くて長い」内視鏡手術用の剪刀や持針器、鉗子類が用意されています（図2-4）。

切開と凝固を行うことができる電気メス

いわゆる「メス」は手術冒頭の皮膚切開でしか使わない、と述べました。その後は、「電メ！」と呼ばれる電気メスの出番です。

電気メスは、組織の切開だけでなく、出血点を凝固して止血することもできます。細い金属の先端から患者の体に高周波電流が放電されると、メスが接する組織の細胞内部にジュール熱が、細胞の外側に放電熱が発生します（図2-5）。このバランスを制御することで切開と凝固止血の役割を使い分けることができるのです。歴史的には、1926年に工学博士のウィリアム・ボビー（William T. Bovie）が開発したとされており、確かに私が見学した米国の手術室では、まるで日本の「電メ！」のように「ボビー！」と呼ばれていました。千葉県の印西市立印旛医科器械歴史資料館には、初号機に近いジェネレーター（電流発生機）が展示されていますが、木箱に入った重厚な製品で、一見すると和箪笥のようです（図2-6）。現代のシステム

図2-5｜電気メスの仕組み

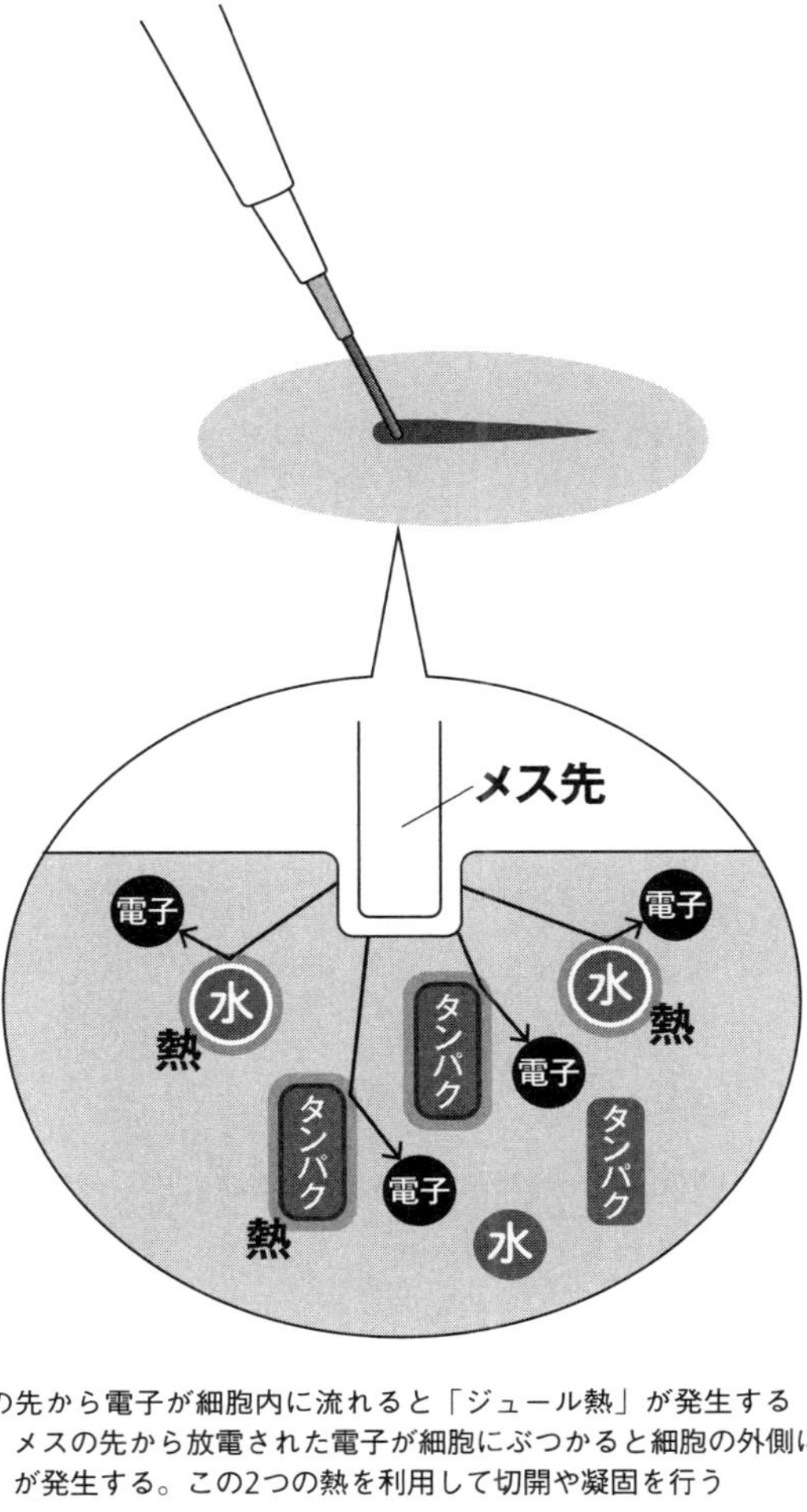

メスの先から電子が細胞内に流れると「ジュール熱」が発生する（図）。また、メスの先から放電された電子が細胞にぶつかると細胞の外側に「放電熱」が発生する。この2つの熱を利用して切開や凝固を行う

図2-6

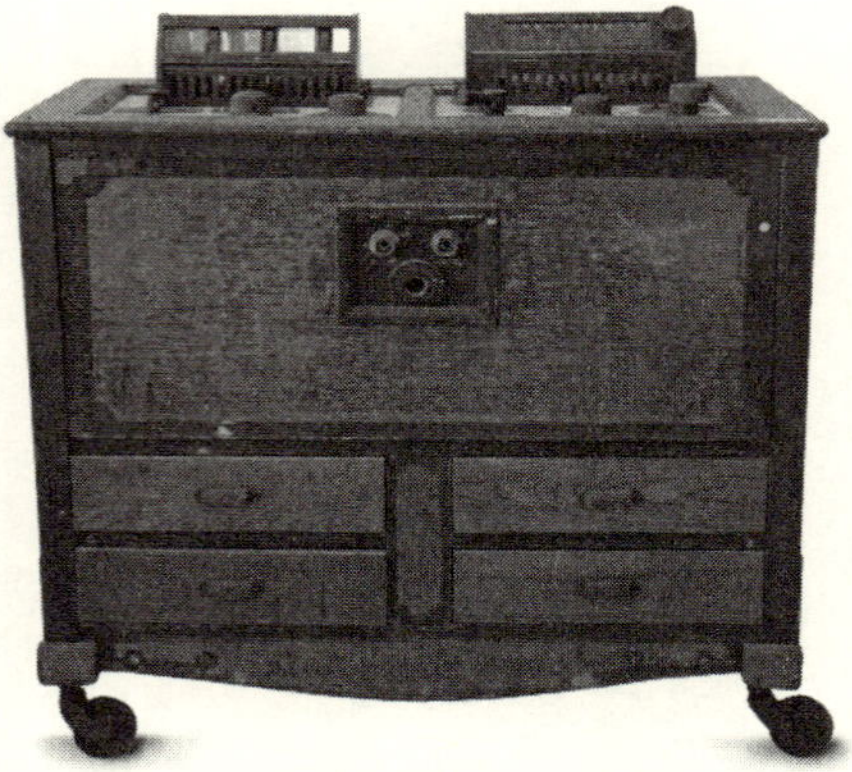

昭和18（1943）年販売の電気メスジェネレーター

提供：印西市立印旛医科器械歴史資料館

図2-7

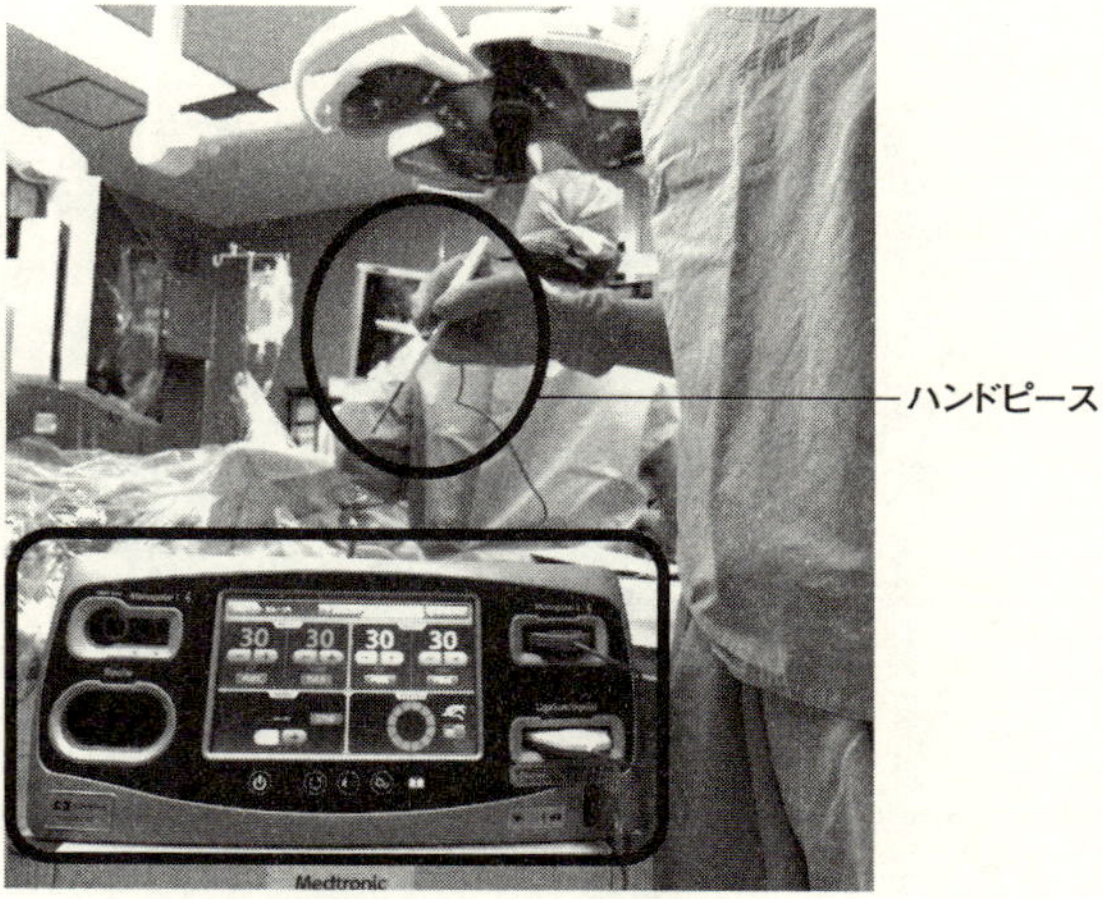

現代の電気メスジェネレーター

のジェネレーターは、大きめのステレオほどのサイズになっており、ペンシル型のハンドピースがこれに接続されます（図2-7）。

最近のジェネレーターは、単極性のモノポーラ（1本の電極の先端から体内に一方向的に電流が流れる）電流と、双極性のバイポーラ電流を発生させることができます。手術の種類にもよりますが、一般的に用いられるのはモノポーラだと言ってよいでしょう。細い電極の先端に電流を集中させると同時に、体内に流れた電流を対極板という幅広いパッド状の電極で回収するシステムなので、発生したジュール熱が体全体には影響しない仕組みになっています。ジュール熱が高い設定だと組織が蒸散しスパッと切開され、放電熱を優先すると組織の蛋白変性と乾燥により凝固止血能が高まります。ただし、凝固止血モードでは、温度が200度を超えると「黒焦げ」状態となってしまい、深部の止血が不十分になったり、組織が脱落して再出血したりする事態が発生します。この点を改良するために、近年は100度以下のジュール熱のみで組織を焦がさずに白色凝固させる「ソフト凝固」の機能が進歩し、外科医に重宝されています。

把持・剝離から切開・止血まで

バイポーラは、ピンセットのようなハンドピースの先端に設置された2つの電極の間に高周波電流を流すことで、介在する組織を切開または凝固する仕組みです。電流は電極間のみに流れるので、対極板は不要であり、ペースメーカーのような電流に弱い医療機器を装着した患者さんにも安全に使用できます。バイポーラも、切開と凝固の設定を切り替えることができます。バイポーラの先端には2つの電極がある、言い換えれば前述の剝離鉗子と同じ構造をしているので、工夫して使えば1本で組織の「把持・剝離・切開・止血」といった多くの役割を持たせることができます。道具の入れ替えに時間がかかるロボット支援手術で、両手でバイポーラ鉗子を用いるテクニックが「ダブルバイポーラ法」として広まっている所以《ゆえん》です。

最新のジェネレーターはオールインワン、すなわち1台にモノポーラやバイポーラなど複数のハンドピースを接続して利用するタイプが主流です。切開・凝固の出力を上げ下げできることはもちろん、電流波形や電圧がCPU制御された複数のモードが設定され、製品の特徴となっています。たとえば、米国ルーツのジェネレーターでは、メス先の組織抵抗が1秒あたり40万回以上検知され、電圧が一定に維持されるように出力設定されています。一方、ドイツの製品には毎秒2500万回もの検知機構により、組織抵抗に合わせて出力を制御するものもあります。それぞれに一長一短があるので、手術の場面や執刀医の「スタイル」に合わせた選択が重要です。私自身は、電気メスの先端をわずかに組織に接地させて「本来は凝固用の放電で切る」方法を基本スタイルにしているので、前者の「出力一定方式」でないとうまく切れません(高性能すぎるCPUが「抵抗が少ない」と判断してしまうと、自動的に出力が落とされてしまう)。ただし、ソフト凝固の性能（止血力）は、後者の出力制御法を採用した装置に一日の長があるように感じます。

難しい手術では、2種類のジェネレーターの両方を贅沢に準備して活用する場合も少なくありません。

出血なしに組織を切開できる「血管シーリングシステム」

右記のバイポーラ機構を進歩させ、より広い「面」で組織を圧迫し、抵抗値を感知しながら適切な電流を出力し続けることで血管を「融解癒合」させる装置が血管シーリングシステムです。組織を癒合し止血するだけでなく、その中央部で切開する（切り離す）作業までを一連の操作で実施できる装置が一般的です。

その操作法を簡単に紹介します。まず、先端の電極で組織を挟み込むと自動的に放電が始まります。最新の機器では、7㎜までの血管を圧着（圧迫して接着すること）できるとされてい

図2-8｜血管シーリングシステムの仕組み

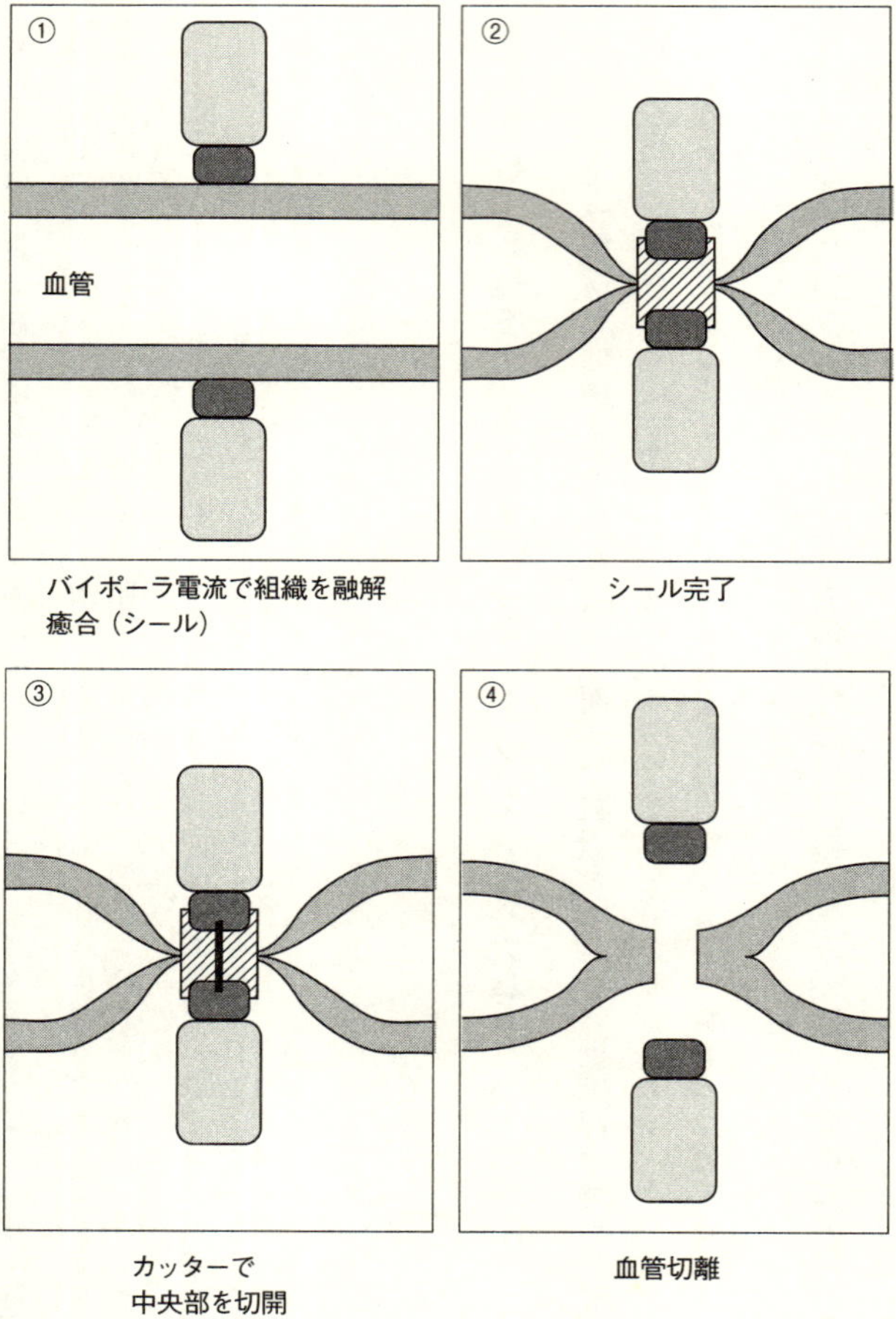

血管をシールした後で切開、凝固により出血することなく分離する

ます。所要時間は3~5秒程度ですが、実際にはジェネレーターが抵抗値（つまり、焼け具合）をリアルタイムに自動検知し、適切なタイミングで「ピッ！」と教えてくれます。術者がハンドピースのレバーを人差し指で引くと、圧着された組織の中央に金属製のカッターが走り、出血させることなく組織が切開される、という仕組みです（図2-8）。「簡単に紹介する」と言いましたが、操作法自体が簡単ですね。

最近の血管シーリングシステムの先端部は薄く、軽く湾曲するようにデザインされているので、電流を流さずに組織を剝がす操作にも使うことができます。つまり、これ一本で「剝離」、「止血」、「切開」がすべて完結するため、道具の交換が煩雑になる内視鏡手術では時間節約の効果も期待されます。止血力についても、たとえば肝切除では出血量を少なくする効果が示されています[10]。一方、「何でも止血して切ることができる」性能は、「本来切ってはいけない血管をシールしてしまっても気づかない」リスクにつながります。先輩から「こんな装置にばっかり頼っていたら手術が上手くならない！」と叱られた研修医の先生も多いのではないでしょうか。便利な道具だからこそ、手術のセオリーを理解して正しく使用する必要があります。

90 超音波を使ったメス：凝固切開装置と破砕吸引装置

組織の切開や止血には電流だけでなく超音波も活用することができます。歯医者で歯石を取るときの「キュイーン」という独特の音は超音波振動が活躍している証拠ですが、広い意味ではそれと類似の技術です。

まず、超音波凝固切開装置を説明します。文字どおり、超音波振動（50キロヘルツ前後）で発生した摩擦熱により蛋白質を粘着性の物質（コアギュラム）に変性させ、組織を凝固させると同時に切離するシステムです。超音波振動は、細く加工されたアクティブブレードから発振され、反対側のティッシューパッドで挟まれた組織に伝えられます。術者は、ハンドルを握り込んでスイッチを押すだけです。ワンアクションで凝固から切開まで完成します。摩擦熱で十分に組織を凝固させることで、前出の血管シーリングシステム同様、最大で7㎜の血管を切離するモードが搭載されています。

血管シーリングシステムは周囲の組織を不要に接着させてしまうリスクがありますが、超音波凝固切開装置はむしろ剝離するように作用するので、膜を一枚一枚剝いでいくような精細な手術に向いていると感じます。一方、アクティブブレードの先端から出力される超音波振動で組織が損傷する危険があること、その仕組み上どうしても「ミスト」と呼ばれる微粒子が発生

図2-9｜超音波破砕吸引装置

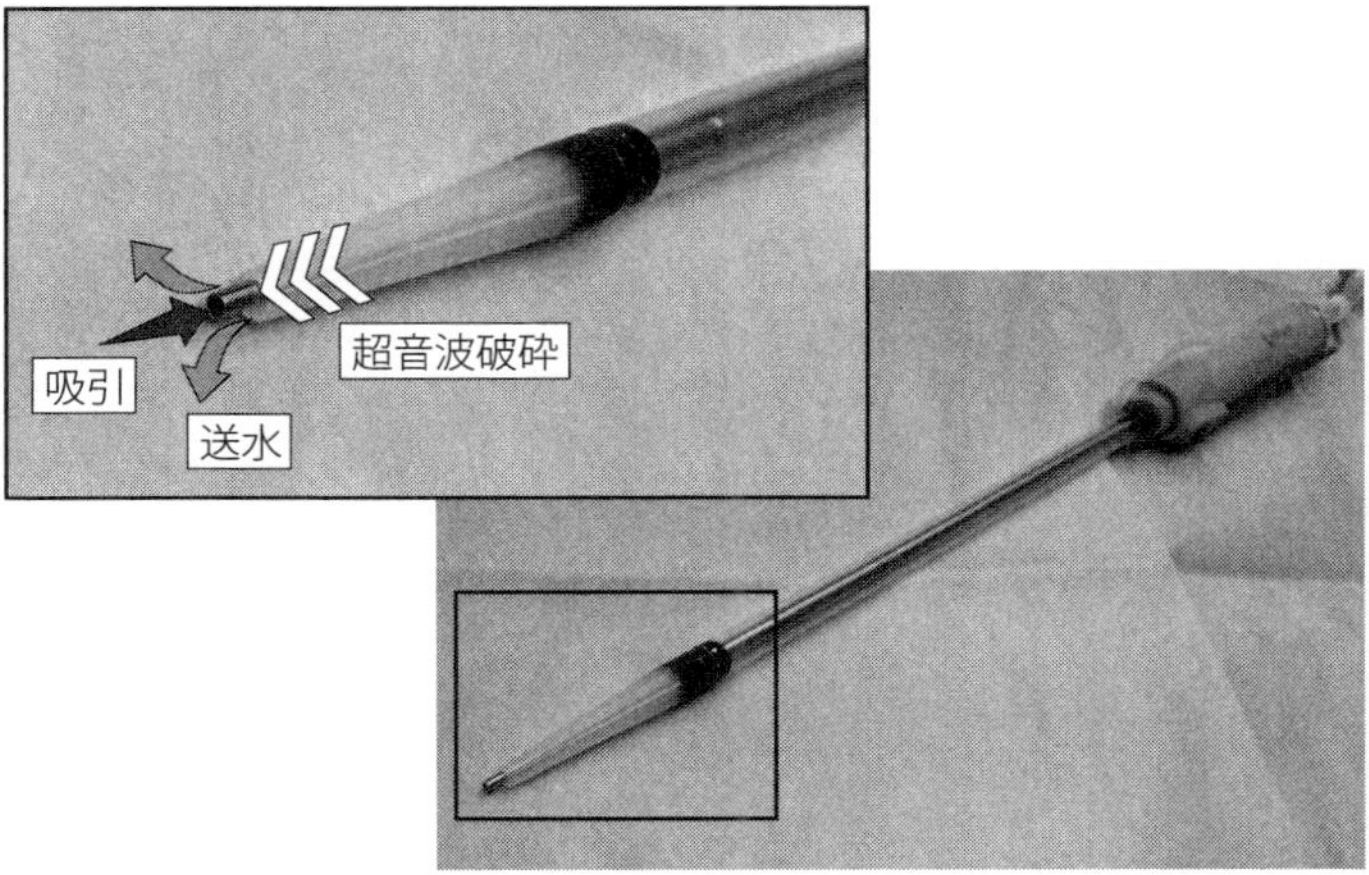

超音波で組織を破砕しつつ送水（洗浄）と吸引を同時に行う

して内視鏡のレンズを曇らせてしまうことが欠点です。

次に超音波破砕吸引装置です。これは主に脳外科や肝臓外科など「塊状の臓器を掘っていく」手術で使用されます。先端部の中心は超音波凝固切開装置のアクティブブレードのような金属製の棒（チップ）であり、これにハンドピースから超音波振動が設定された周波数（30キロヘルツ前後）と振幅（先端部で数～300㎛）で伝達され、組織を破砕します。先端部には、チップを冷却し破砕された組織を除去して効率を高めるための洗浄・吸引システムが備わっています（図2-9）。その最大の特徴は、破砕したい組織

（肝実質細胞など）は十分に除去される一方で、損傷したくない構造（血管や神経など）は守られるように設定を調整できる点です。機種がアップグレードされるにつれ、装置の小型化とともにこの組織選択性が向上しています。

国産オールインワン装置

止血しながら血管を切離するという用途は同じでも、バイポーラ電流を利用した血管シーリングシステムと、超音波凝固切開装置の機構が異なり、それぞれに一長一短がある点を解説しました。では、両者を一体化して「良いとこ取り」をしたらどうなるでしょうか？ これを実現したのがオリンパス株式会社の「THUNDERBEAT《サンダービート》」です。

機能融合を実現するために工夫された先端部分の構造に注目してみましょう（図2-10）。まず、超音波凝固切開装置のキモであるアクティブブレードは断面が菱形（ダイヤモンドカット）をしており、装置の中央部でティッシューパッドとの間に組織を挟めるようになっています。この形状は、先端部で微細な剥離操作を行うのに役立つと同時に、出力時に発生するミストを少なくする効果も狙っています。そして、超音波凝固切開機構が搭載された中央部を挟むように、バイポーラ電流を流すための電極が敷設されており、この部位で組織を「融解癒合」（57〜59ページ参照）することができます。ハンドピースには血管シーリングのみを作動させ

図2-10｜THUNDERBEATの先端（右）と断面

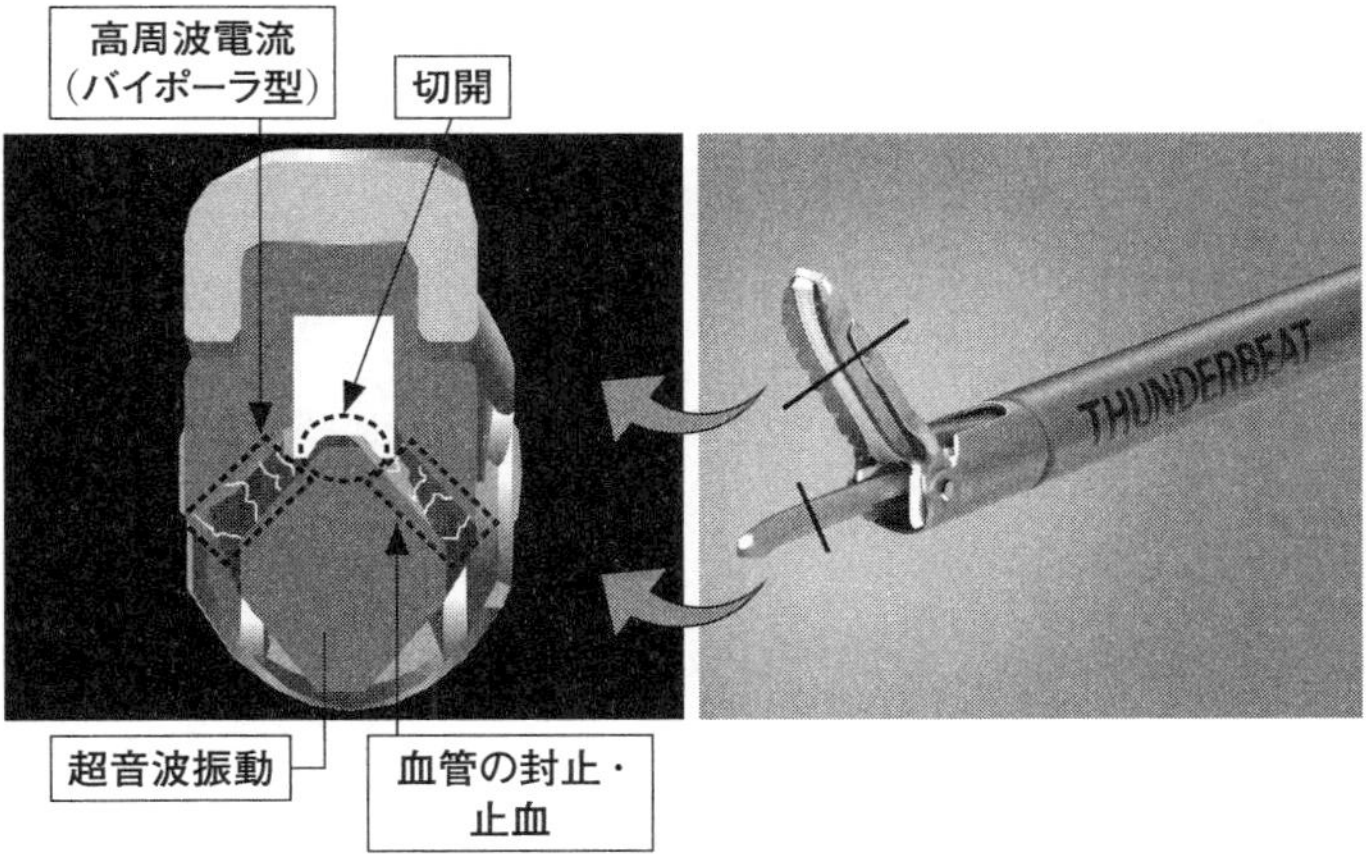

電流・超音波それぞれを使って組織を挟みこみ、切開・止血・融解癒合を行う
提供：オリンパス株式会社

るためのボタンと、シーリングの後に超音波凝固切開機構で組織を切離するためのボタンが備わっており、術者は手術のシーンに応じて両者を使い分けます。

術者としての本音を言えば、「今日の手術は超音波凝固切開装置と血管シーリングシステムを両方使いたいなぁ」という時もあります。しかし、いずれも「使い捨て」なので、コスト（と地球環境）を考えると通常は両者を術野に出すのは憚られます。THUNDERBEATはこのような術者の「こだわり」、贅沢な要望を叶える日本らしい装置だと言えるでしょう。2種類の熱源を使うため先端部が熱くなりやすい点、機構が複雑なためやや「華奢」な印象を受ける点が改善されれば、国外でも広く用いられるようになるのではないでしょうか。

20 チューブやケーブルを使いすぎると……

渋くて重要な働きをするのが「吸引管」です。不意に出血した場合、速やかに血液を吸引して「出血点（どこから血が出ているか）」を明らかにしないと、迅速・確実に止血できないからです。通常、1本ないし2本の吸引管（金属製の中空の管）が術野に用意され、手術室の陰圧システムにビニール製のチューブで連結されています。吸引した血液や体液は、途中のボトルに回収され、ここで出血量が計測されます。内視鏡手術では、血液を洗い流すために生理食塩水を送水するチューブも、この吸引管に連結されることが多いです。さらに腹腔鏡手術では「気腹チューブ」がトロッカーに接続され、設定した気腹圧（通常は8〜12cmH_2O）に維持されるように腹腔内に二酸化炭素が注入されます。超音波凝固切開装置で発生したミストや煙を腹腔外に除去するための排気チューブが連結されることもあります。さらに、内視鏡のカメラや光源ケーブルも必要ですね。

……これでチューブやケーブルは何本になったでしょうか？　①電気メス、②血管シーリングシステムまたは超音波凝固切開装置、③吸引管、④気腹チューブ、⑤内視鏡のカメラコード、⑥内視鏡の光源ケーブル——つまり、開腹手術では最低3本、内視鏡手術では6本が必要であり、道具を使えば使うほどさらに増えていく、という構図が見えてきます。チューブやコードが混線すると手術の操作に支障をきたしますし、術者や助手が取り囲まれて「身柄を拘束される」、という事態もよく発生します。この「スパゲッティ状態」を少しでも解消するために、超音波凝固切開装置ですでに実現している手術用装置のコードレス化（充電式）の進展が期待されています。

古くて新しい針糸の世界1——糸編

ワンアクションで組織をシールし切離もできる電気メス機器を紹介してきました。血管を閉鎖するクリップも各種市販されています。しかし今でも、太い血管には「糸で縛る」、「針と糸で縫い閉じる」という対応をします。理由はもちろん、血管の断端が破綻した時の重大性を考えれば、機械に全幅の信頼を置くわけにはいかないからです。手術機器が進歩した現在でも、「針糸」（「糸針」とする学流もあります）の役割がなくなることはないですし、むしろ高機能化・多機能化が進んでいます。

まず、「糸（手術用縫合糸）」の種類を整理しましょう（図2-11）。入り口は、「天然糸」か「合成糸」かという大分類です。縫合糸の起源は動物の腸をねじって作った「キャットガット（Catgut）」と呼ばれる製品であり、これはもちろん天然糸に分類されます（日本では狂牛病の

図2-11 ｜ 縫合糸の分類

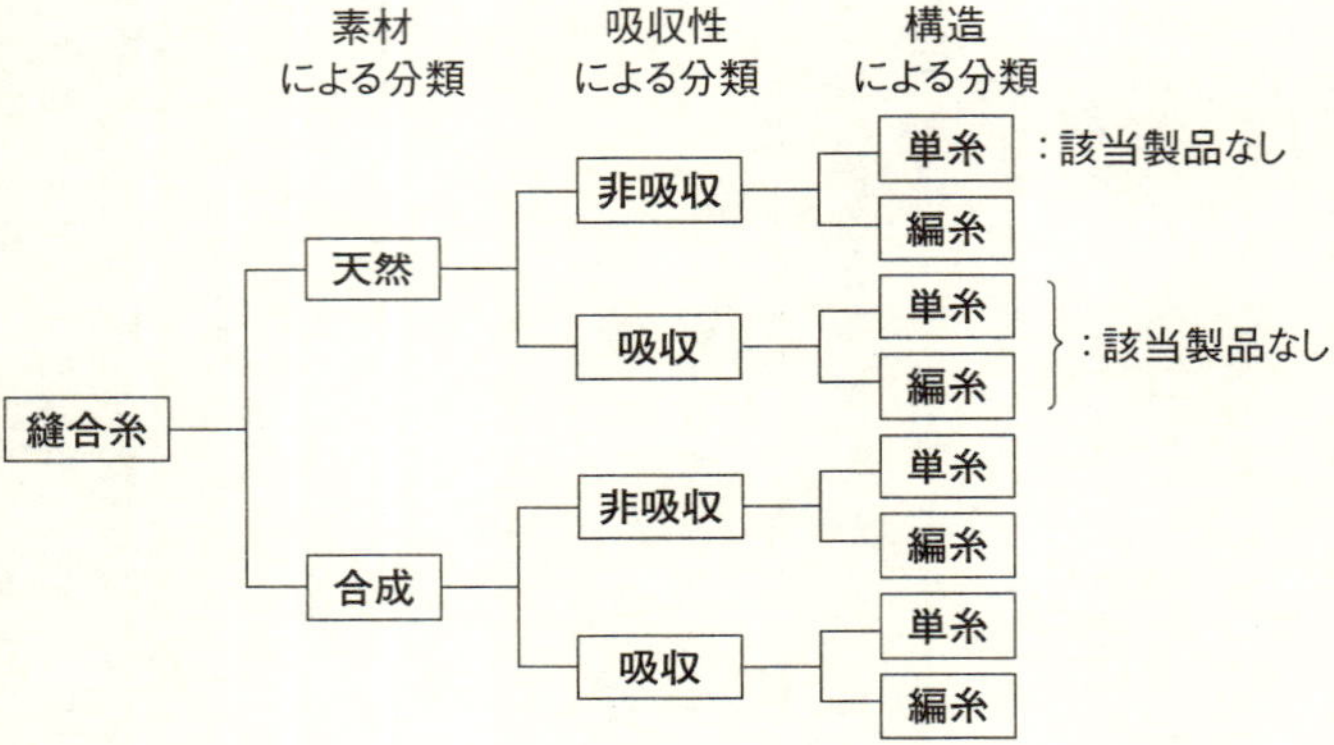

素材・吸収性・構造によってさまざまな種類がある

『手術室デバイスカタログ』（金原出版）をもとに編集部で作成

懸念から使用されていません）。もう一つの天然糸は絹糸（シルク）であり、こちらは世界中で幅広く臨床使用されています。合成糸は化学繊維で作られており、材料により後述する特性が付与されています。

次は、生体吸収性による分類です。手術で糸を使う際、一定の時間が経過したら生体に吸収されて消えてほしい場合（消化管の吻合など。そのまま残るとゴミが付着して狭窄などのトラブルの原因となる）と、溶けることなく長期間抗張力を発揮してほしい場合（心臓血管や靱帯の縫合など）があります。合成糸の吸収性素材の代表例にはポリグリコール酸が、非吸収性素材としてはポリプロピレ

図2-12｜「返し」のついた縫合糸

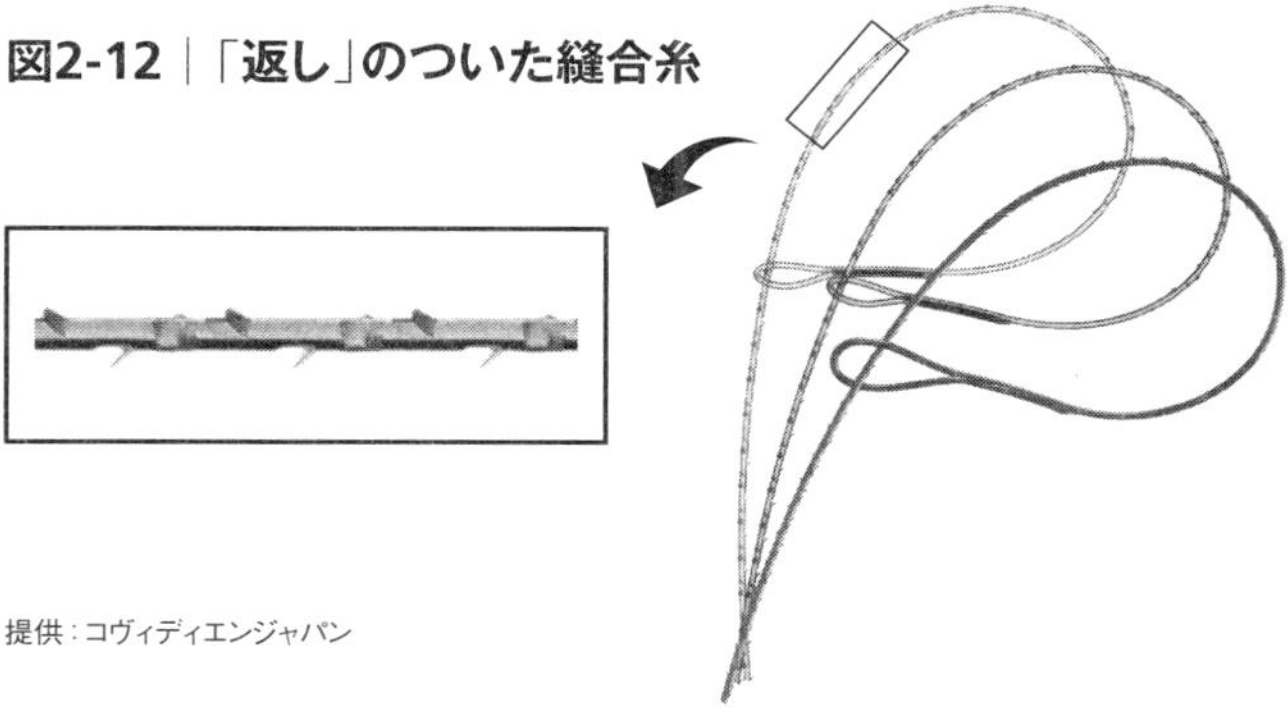

提供：コヴィディエンジャパン

ンが挙げられます。絹糸は非吸収性に分類されます。

最後の分類は「編糸」か「単糸（モノフィラメント）」か、です。編糸は文字どおり細い繊維を編み込んで形成されます。しなやかで結びやすいですが、表面に凹凸があるため、脆弱な組織を裂いてしまう懸念があります。表面がツルツルに形成される単糸は組織抵抗が少なく、編み目に細菌が入り込んで繁殖する心配もありませんが、コシが強いためやや結びにくい、表面に傷が入ると切れやすい、という欠点があります。最近は合成糸の形成技術が進歩し、釣り針のような「返し（バーブ）」がついた縫合糸も市販され、腹壁や腸管などの「緩みやすい」部位を短時間で縫合する際に役立てられています（図2-12）。なお、現状では「モノフィラメントの絹糸」は市販されていません（「吸収性の絹糸」も）。しかし近年はSDGsの観点から、生産過程で二酸化炭素を吸収できる絹糸の役割が見直されており、蚕への遺伝子導入や糸の高圧処理などのアプローチによって新たな機能を付加する試みがみられます。

糸のサイズについては、USP（米国薬局方＝アメリカの医薬品に対する品質規格書）で太さと強度が規定されています。腹部の手術では直径0・1〜0・3㎜程度の糸が多く使われますが、外科医は手術室で「0・3㎜を出して！」とは言いません。経験的にUSPのサイズ表記に基づいて「2‐0（ニゼロ）のシルクください！」というように、看護師にリクエストします。

古くて新しい針糸の世界2——針編

では、「針」の世界はどうなっているでしょうか。お裁縫のように針穴に糸を通して使う機会もありますが、現代では多くの場合、すでに針に糸が連結された状態でパッケージに入っており、外科医はこれをそのまま持針器で持って（穴に糸を通すことなく）運針を始めることができます。針の素材はステンレスがメインですが、特殊鋼を用いて硬さや柔軟性を調節しているメーカーもあるようです。

針の太さは世界最小ですと、なんと0・03㎜の製品が日本で製造販売され（図2‐13）、一部の卓越した形成外科医が「この針でないと到底不可能な」超微細なリンパ管吻合に活用しています。太さと長さだけでなく、湾曲の程度（円周の¼〜⅝）によっても多くの種類がライン

図2-13｜世界最小の手術針

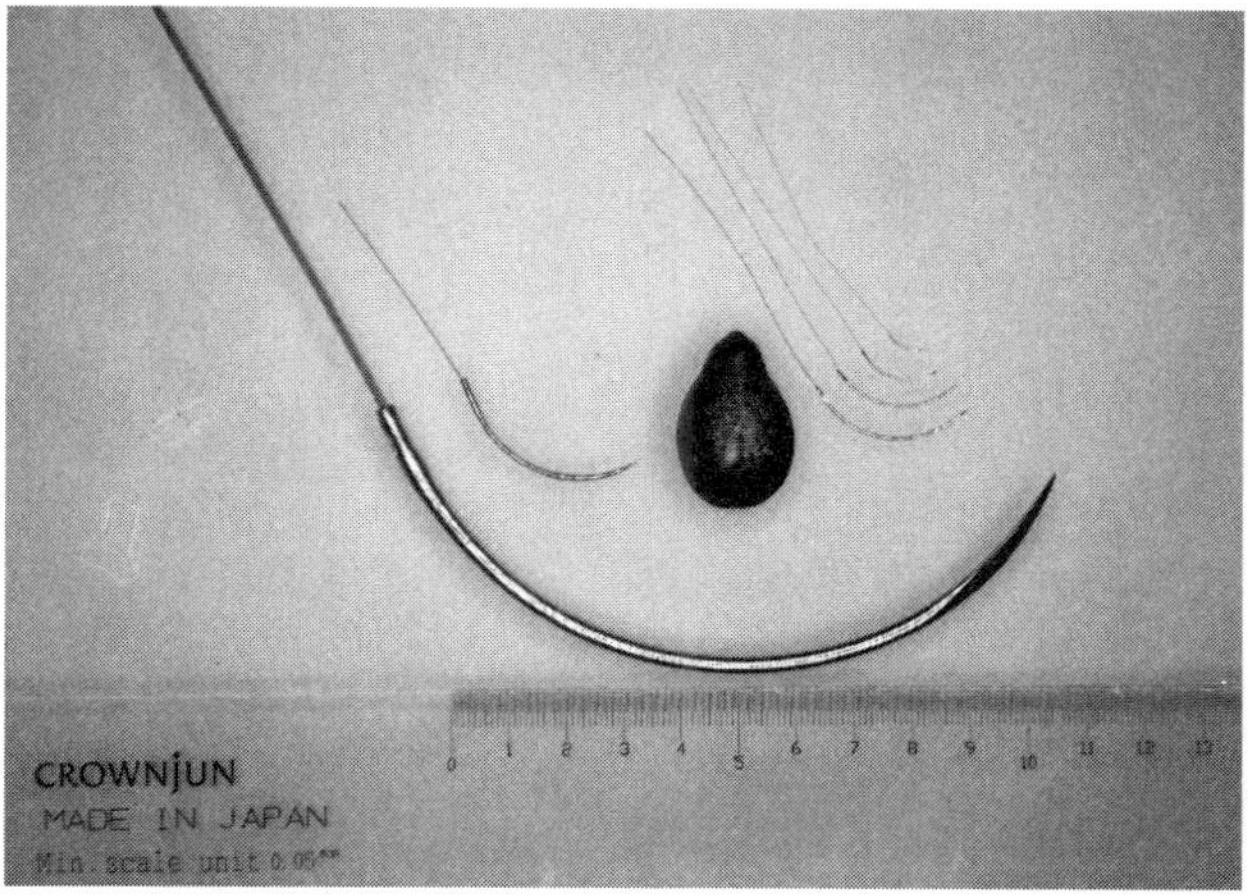

一番右は、太さ0.03㎜の針　　提供：河野製作所

ナップされています。

　大きな分類としては、「丸針」か「角針」かという要素があります。丸針は、文字どおり断面が正円形の針です。組織を裂いてしまうことが少ないので、体腔内の操作では基本的に丸針が使われると考えてよいでしょう。一方、丸針で皮膚や腱膜などの硬い組織を貫通するのは難しく、角度が悪いと針のほうが曲がってしまいます。このような時は、断面が多角形（多くは三角形）に加工された角針の出番です。

　もう一つの分類は、「コントロールリリース（連結部位に力を加えると糸が針から外れる）」か、そうでないか、という観点です。たとえば、次章で説明する

図2-14｜コントロールリリース

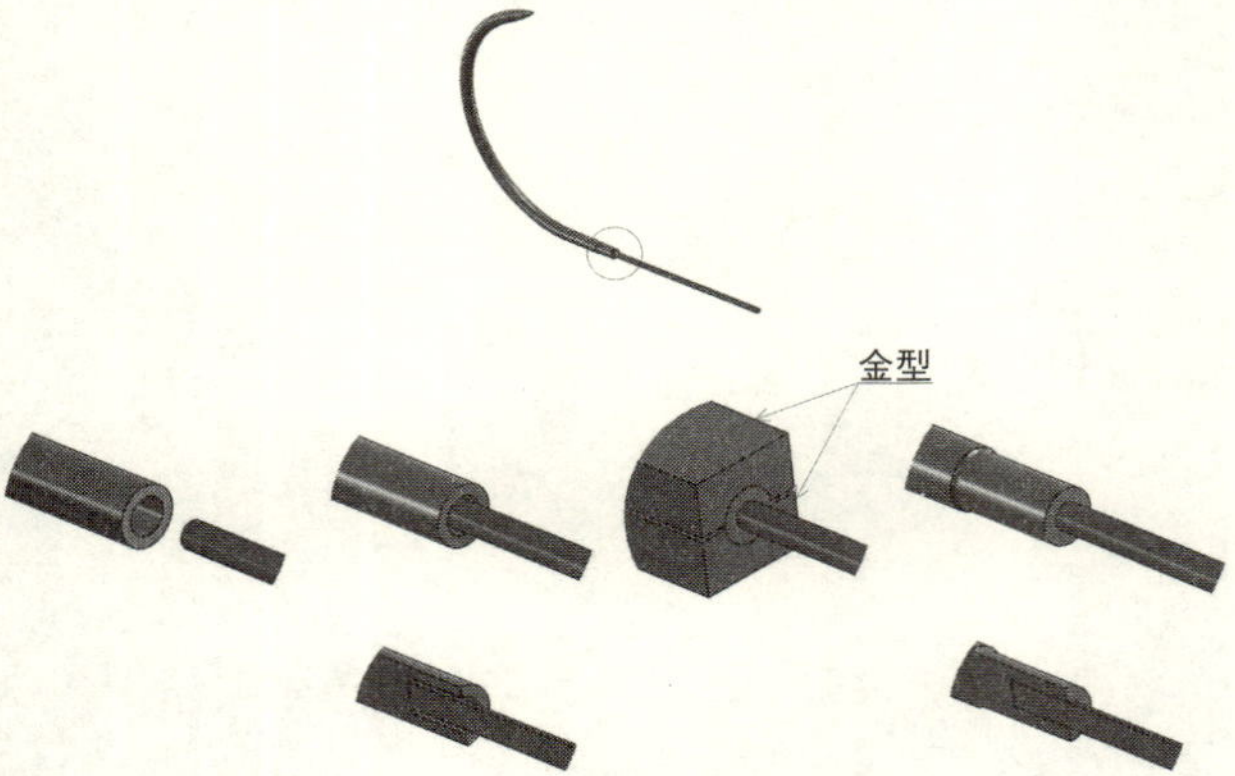

図のように金型で「かしめる」ことで使いやすい針が作られる

提供：河野製作所

結節縫合（1回運針する度に糸を縛る）の場合はコントロールリリースの糸を使います。運針した後に糸を引っ張って針から外せば、糸を結ぶ操作の際に針が手に刺さってしまう（針刺し）懸念がありません（あるいは、運針する度に糸を切って針を回収する必要がなくなります）。一方、連続縫合（長い距離を複数回運針して、最後に縛る）する場合は、途中で針が外れてしまうとその先を縫えなくなるので、コントロールリリース「でない」ほうの糸を使います。この2種類を決定する糸の「外れやすさ」は、糸を差し入れるために針に開ける穴の形状や、これをギュッと「かしめる（締める）」方向と強さでデリケートに調整されています（図2-14）。したがって、連続縫合で使う針でも、糸との連結部を強く把持すると外れてしまうことがあります。また、コントロールリリースであっても「外れにくい」糸に遭遇することがあり、その場合に無理に糸を引っ張ると針が飛んで「なくなってしまう（閉創までに大捜索しなくてはならなくなる！）」ので注意が必要です。

手術中にホチキス？——自動吻合器・縫合器

消化器手術は、切除した消化管の端と端を縫い合わせる（吻合）という操作を伴います。また、幅の広い血管や膵臓などの臓器を切離する場合、比較的長い距離・厚い組織を縫い閉じる（縫合）必要があります。もちろん針糸を使って縫ってもよいのですが、視野の悪い場所で短時間に処理を終わらせたい場合、あるいは手作業による運針が技術的に難しい内視鏡手術では、自動吻合器・縫合器が大活躍します。

自動吻合器は、管状の腸と腸とを縫い合わせるためにデザインされており、一方の腸の中に埋め込む先端部分（アンビル）と、他方の腸の内部に挿入しアンビルとドッキングする本体部分から構成されます。本体部分にはホチキスの針（ステイプル）が内蔵されており、ステイプルがB字に形成されることで縫合が完成します。たとえば直腸癌の手術では、口側の大腸の断端にアンビルをセッティングし、肛門から挿入した本体とドッキングします。適切な厚みまで

図2-15｜自動吻合器

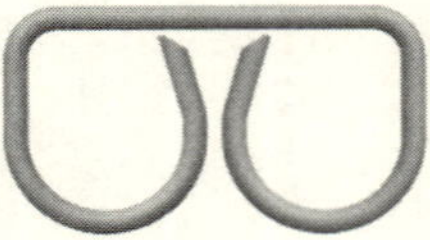

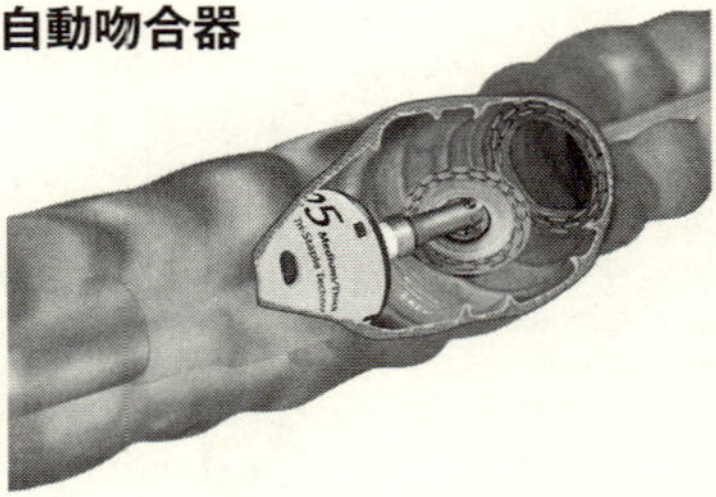

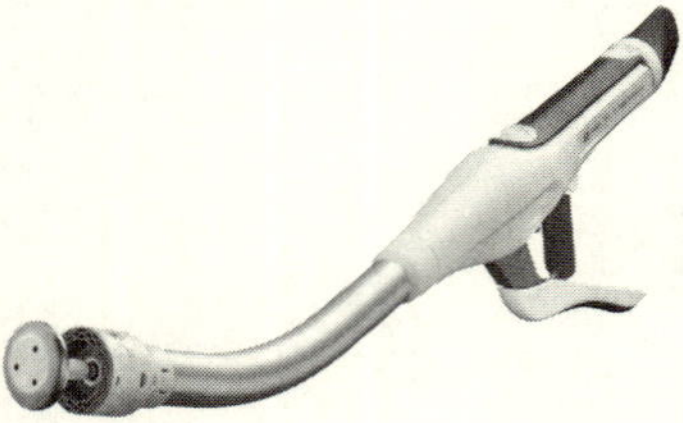

腸と腸を吻合する自動吻合器（左）。肛門などから挿入して吻合する。左上はB字に形成されたステイプル

提供：コヴィディエンジャパン

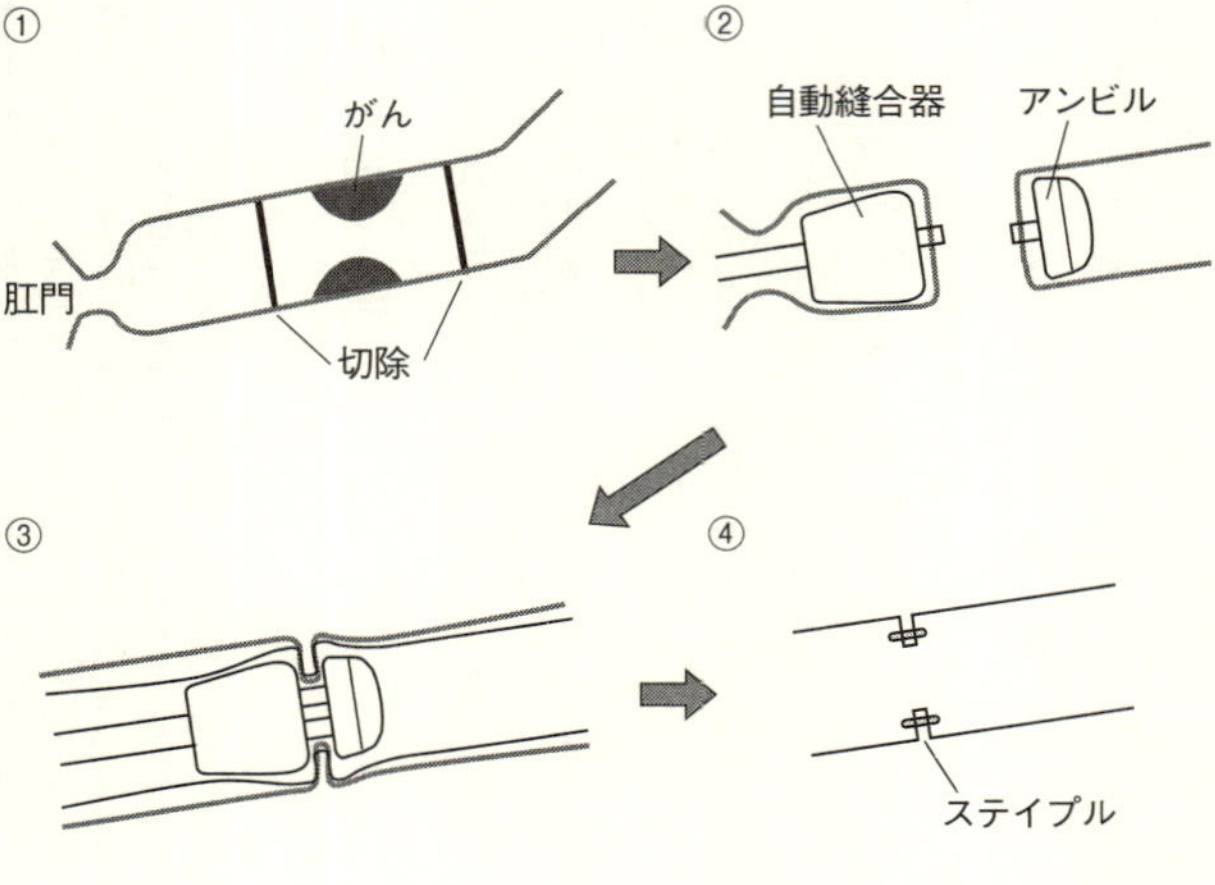

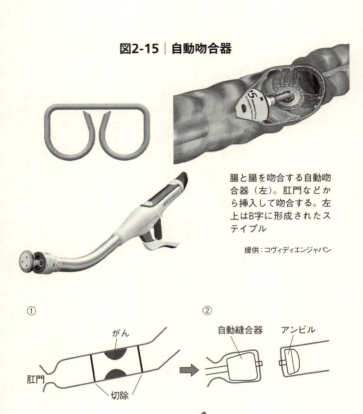

締め込んでファイヤー（器械を握り込むこと）すると、中央部の組織が撃ち抜かれ、周囲が2列ないし3列のチタン製のステイプルで連結されるのです（図2-15）。腸の太さや厚みに合わせて、数種類のステイプルがラインナップされています。

自動縫合器は直線状の先端構造をしており、「電流を使わない巨大な血管シーリングシステム」ととらえることもできます。すなわち、組織を把持してファイヤーすると、手前から奥に向かって、切離線の両側に2列ないし3列のステイプルが打ち込まれ、少し遅れて自動的に「刃」が中央部を走っていきます。最先端まで到達した後に「回収」のボタン操作をすると、刃が手前に戻ってきます。最後に組織の把持を解除すると、断端がステイプルで閉鎖された状態で組織が切離される――という仕組みです。特に内視鏡手術では、先端の角度やローテーションを最適な方向に微調整する必要があるのですが、これを電動（充電式）で操作できるようにした製品も活躍しています。このシステムでは、組織の厚み（抵抗値）を器械が感知し、自動で打針スピードを調整することでステイプルの不形成（失敗）を予防しています。

まさに「シアター」――手術室の最新映像機器

内視鏡手術では、胸腔内・腹腔内の画像をモニターで見ながら手術を進めていきます。当然、手術室には液晶モニターが最低1枚、豪華な施設では4～5枚のパネルが術野を取り囲むように設置されています。まさに「シアター」ですね。そこに投影される画像は、私が研修医だった頃は標準画質でしたが、間もなくハイビジョン（ＨＤ）となり、現在は４Ｋが広く活用されています。後述する近赤外蛍光イメージングの機能も、かつては研究用の「試作機」を使っていましたが、今や各社のシステムに標準装備される時代になりました。これを可能にしたのが、内視鏡カメラに搭載されるイメージセンサーの進歩です。

現在の最先端モデルと言える、ストライカー社の１７８８－４Ｋカメラシステムのカメラの構造を見てみましょう。このカメラは４Ｋの画素数に対応したＣＭＯＳセンサーを複数搭載し、プリズムで可視光と近赤外光とを分離しています。硬性鏡部分のレンズのデザインとプロセッサの性能向上により、焦点深度が深くなり、手術中に頻繁にピントを調整する必要がなくなりました。さらに、10ビット（１０２４階調、10億色）の色調表現、フルフレームＨＤＲ（画面全体が適切な明るさ・コントラストに自動調整される）、ノーマライゼーション（カメラ先端と対象物との距離を認識し近赤外光を含む信号を自動調整）など、外科医の「もっと良く見えたら、もっと良い手術ができる！」というリクエストを叶える機能が満載です。

開胸手術や開腹手術でも、術野を４Ｋ画質で高精細に撮影する装置はあるのですが、通常は外科医は直視下に（モニターでなく、対象となる組織や臓器を直接観察して）手術を進めます。複雑な術式では、2〜5倍程度のルーペと光源を装着することもあります（図2-16）。動脈やリンパ管の吻合など、さらに精密な手術を行う場合は手術用の顕微鏡を用います。この手術用顕微鏡を製造販売していた三鷹光器株式会社が、京都大学の医師・パナソニックと共同開発、臨床導入に成功した、世界に例のない医療機器がＭＩＰＳ（Medical Imaging Projection System）です（**カラー口絵⑤参照**）。この装置は、本来肉眼では見えない近赤外の蛍光シグナルを感知し、それをプロジェクションマッピングの技術で術野に色付きで投影することができます。つまり、外科医は視線を術野からモニターに移すことなく、「肉眼で・その場で」蛍光イメージングを確認できるのです。現行の装置はやや大掛かりですが、今後の小型化と国際展開が期待されてい

図2-16｜ルーペを装着して手術を行う筆者

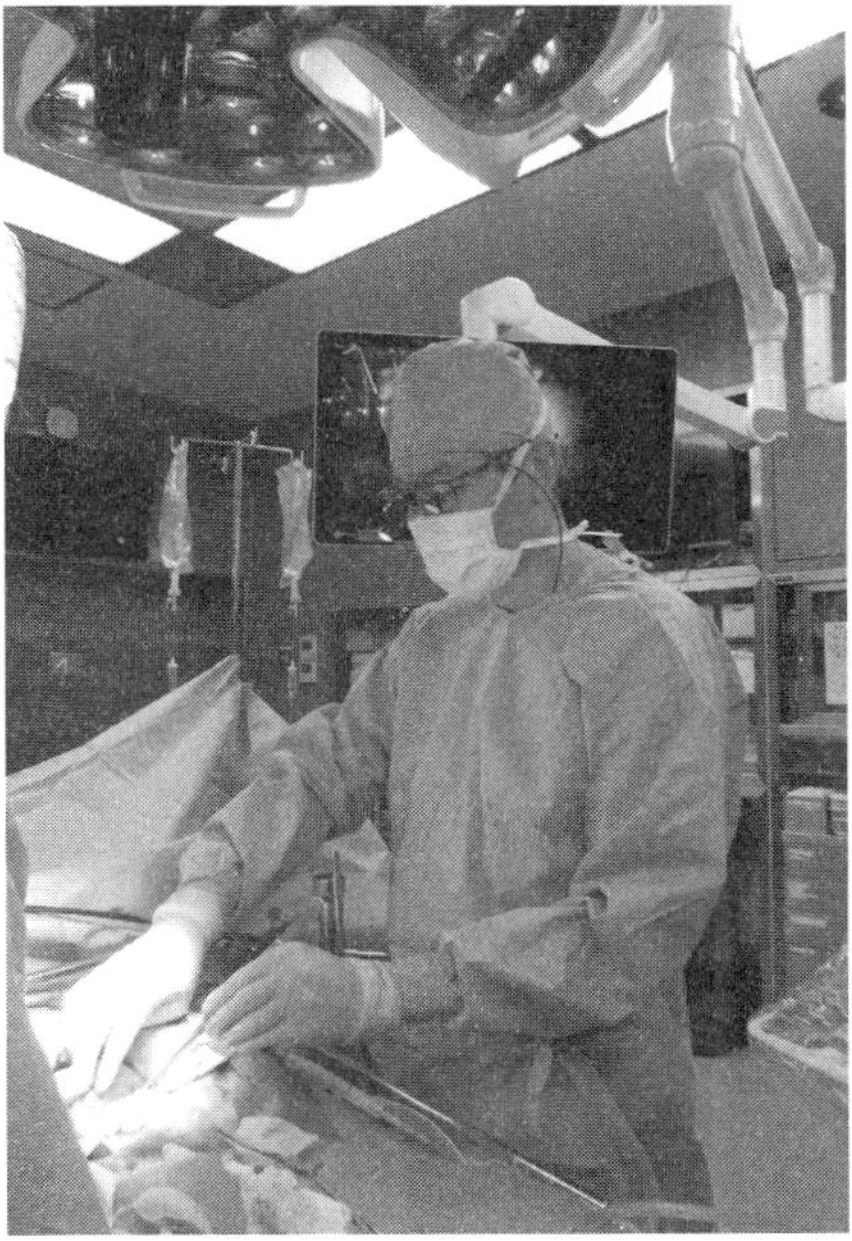

ます。

手術支援ロボットの「骨格」

私が2011年にパリに留学した際、師匠であるガイエ教授が「イソップ」と呼ばれる内視鏡操作ロボットを使いこなしているのを見て驚きました。当時のロボットは、たとえば「ムーヴ・レフト」と言うと左を向く、「ズーム・イン」と言えば近寄る、という、ボイスコントロールによる単純なシステムでした。しかしそれでも、未熟なカメラ持ち（＝当時の私）よりは手ブレもなく、自分が意図した画像が得られるので、教授には重宝されていたのを覚えています。イソップ君は、フランス訛りの英語が聞き取れないのか頻繁にフリーズするおちゃめな面がありましたが、手術が停滞した時の怒られ役（？）も引き受けてくれるので、私にとっては憎めない良き相棒、でした。

現代の手術室には、イソップ君よりもはるかに洗練された手術支援ロボットがインストールされています。そのトップランナーは、米国インテュイティブ・サージカル社のダ・ヴィンチ（da Vinci）システムでしょう。もともとは、戦地で負傷した兵士を遠隔から手術できるように開発された歴史があるようです。通常の手術環境で使う場合は、術野の外から遠隔操作できるという利点よりも、遠隔操作によって実現される鉗子の「多関節動作」が大きな意味を持ちます。つまり、術者がコンソールと呼ばれる操縦席の中で、指サック状のコントローラーを操作すると、その動きが縮小され、手ブレなく患者さん側の本体（ペイシェントカート）の先端で再現されます。これを可能にするのが、複数の金属製ワイヤーによる特許満載の「操り人形」機構です。コンソールには高拡大の3Dで画像が投影されるので、術者が接眼レンズをのぞき込むと、まるで小人になって体内に潜り込んだような没入感が得られます（図2-17）。さらに最新のダ・ヴィンチSPサージカルシステムでは、わずか径2・5㎝ほどの「筒」から、カメラ（目）と3本の鉗子（手）がニョキっと出てきて、屈曲させながら操作できます（同右下）。さながら映画『ターミネーター』のようです。

日本からは手術支援ロボット「ヒノトリ」（hinotori™）が誕生しました。産業用ロボットの技術を応用し、ヒトの腕の動きをコンパクトなロボットアームで精緻に再現することを目指しているとのこと。「日本人外科医のかゆいところに手が届く」ロボットに逞しく成長してほしい、と期待が高まっています。

現時点では、これらの手術支援ロボットには「術者に触覚が伝わらない」という欠点が指摘されています。ロボットの装着（ドッキング）や鉗子の入れ替えに時間がかかるのも大きな問題点です。一方、拡大された3D画面に没入して多関節の操作が行える点は、従来の内視鏡手術では成し得ない大きなアドバンテージです。組織や血管を針糸で縫合する、などの精細な操

図2-17｜手術支援ロボット　ダ・ヴィンチ

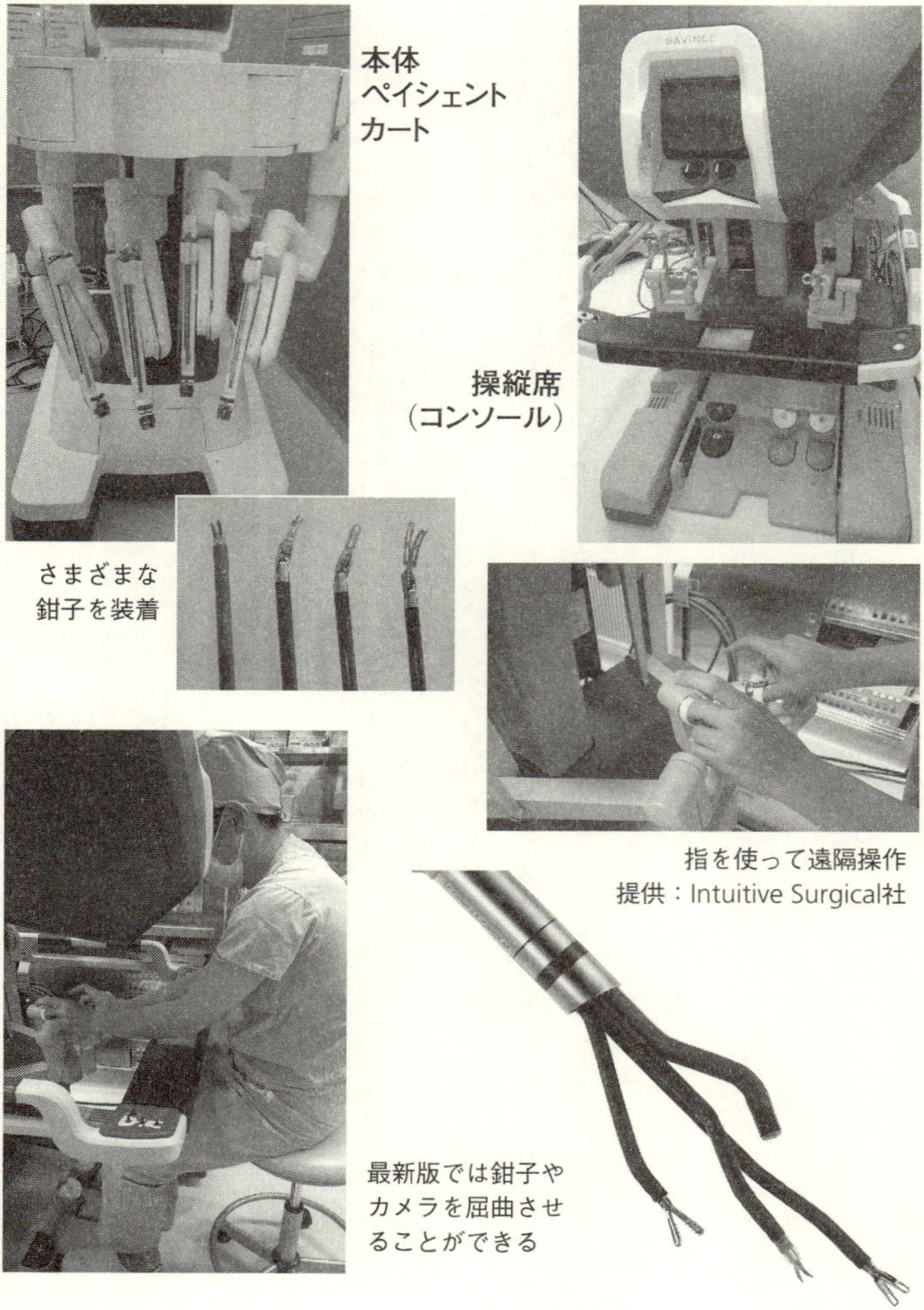

作を正確に行えるため、現在はロボット支援手術の対象が様々な領域で急速に拡大していま す。

手術の名脇役：医療材料と医薬品

手術の動画で、組織を切ったり縫ったりする道具を「主役」とするなら、手術の場を作る開創器やカメラ、気腹装置は「裏方」と言えるでしょう。同時に、視野にあまり入らないところでは、数多くの医療材料や医薬品が、手術を安全確実に終わらせるために大切な役割を演じています。最後に、この「名脇役」のいくつかを紹介しましょう。

脇役界の重鎮はコットン製の吸水材、いわゆる「ガーゼ」ですね。典型的な正方形のものから、内視鏡手術で出し入れしやすいように三角形に成形したもの、ハレーションを抑えるために白い布地を緑色に着色したものなど、いくつかの仲間がいます。彼らには、体内への遺残が疑われる場合にX線撮影で検出できるように、X線を通さない特殊な繊維が編み込まれていま す。

内視鏡手術では、先に紹介したように「トロッカー」と呼ばれる腹壁に小孔を設ける機器が活躍します。特に腹腔鏡手術では、腹腔内に炭酸ガスを注入して膨らませる（気腹）必要があるので、トロッカーにはガスの注入孔、鉗子挿入部からガス漏れを防ぐシール機構が備わって

図2-18｜内視鏡手術に欠かせない「トロッカー」

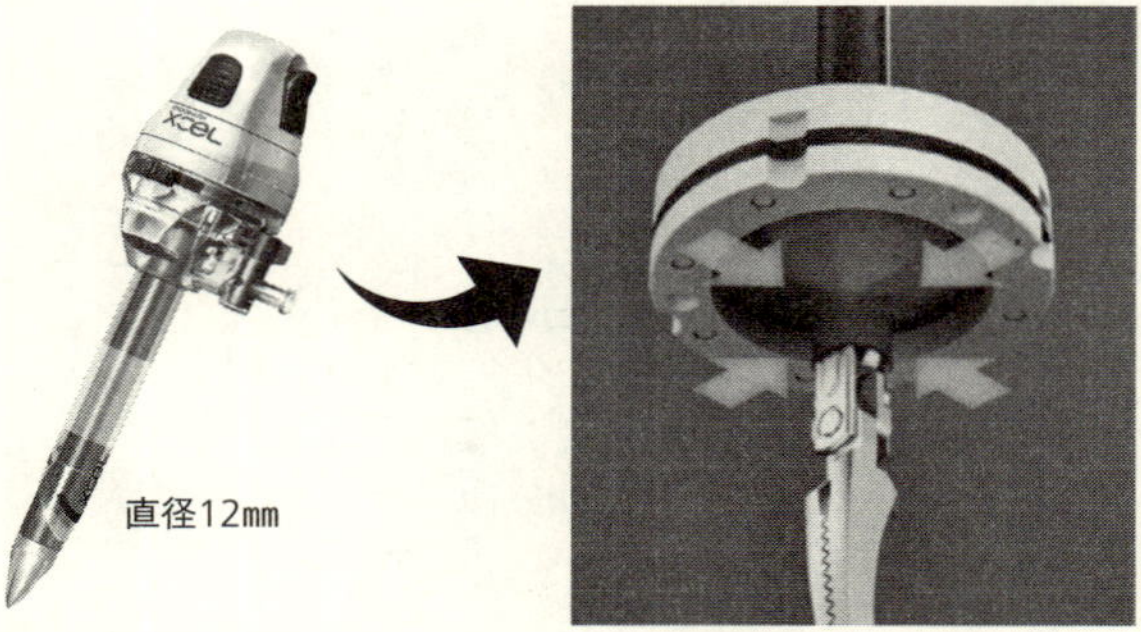

鉗子の挿入口には、ガス漏れを防止する弁が内蔵されている

提供：ジョンソン・エンド・ジョンソン株式会社メディカルカンパニー

います（図2-18）。サイズには、直径2～15㎜までのラインナップがあり、手術の内容やトロッカーを設置する「場所」を考慮して選択されます。創部を1㎜でも小さくしたいという要望と同時に、トロッカーの径が小さいと出し入れできる鉗子の種類が制限される、というジレンマがあるからです。腹部をやや大きめに切開し、缶コーヒーからマグカップ大の「フタ」をする、創縁保護と密閉機能が一体化した器具もあります。このフタは柔軟性の高い素材でできているので、ここから数本のトロッカーを挿入できますし、場合によっては術者の「手」そのものを腹腔内に入れて、気腹ガスを漏らすことなく手術を進めることもできます（「用手補助内視鏡手術」と呼ばれます）。また、内視鏡手術では、切除した標本を胸腔や腹腔内で回収するプラスティック製のバッグを使います。長い柄の付いた金魚袋のような

図2-19｜内視鏡手術で使われる回収バッグ

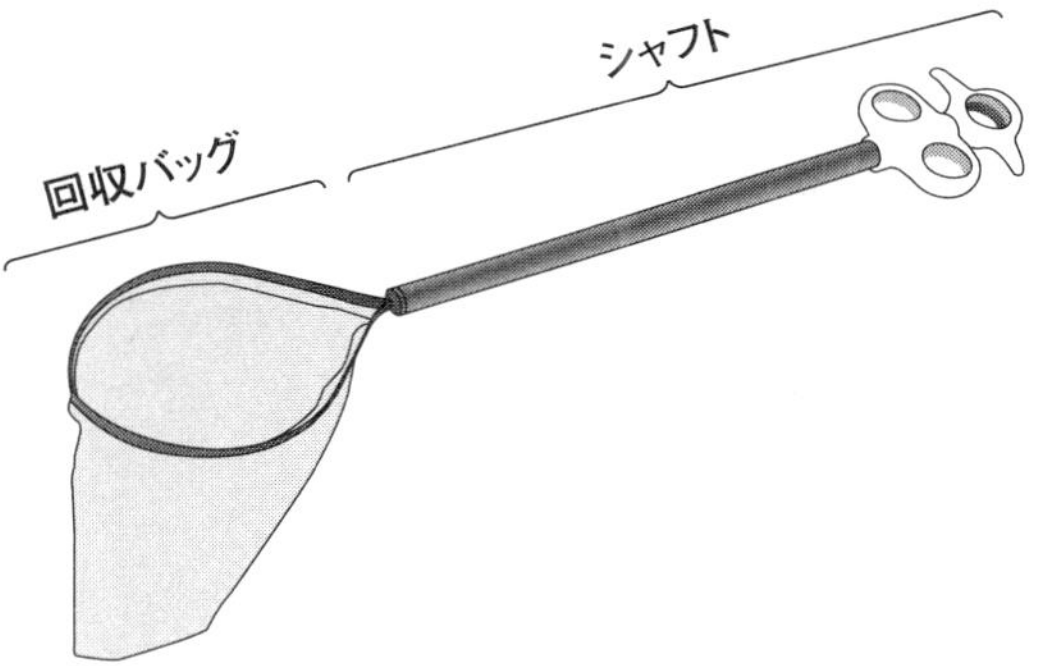

長い柄のついた金魚袋のような形をしている

イメージです（図2-19）。

ドレーンは、手術後に腹腔内や胸腔内、あるいは消化管の中に貯留する体液を体外に逃がすために、手術の最終段階で留置するチューブです。腹水や胸水を排液するドレーンは、①血液などで詰まらない、②目的の場所から位置がズレない、③先端などで血管や組織を損傷しない、という臨床のニーズを満たすために、材質や断面形状が様々に工夫されています（ダイレクトに液体を誘導する中空構造の周囲に、毛細管現象を利用する細かい溝が付いているタイプなど）。ドレーンは出血や吻合部の「漏れ」を早期に察知したり、膵液などの酵素活性が高い液体が組織を損傷するのを防いだり――手術後の患者さんの命を守る重要な働きを担っているので、安全優先の日本では予防的に（手術にトラブルがなくても、念のために）用いられる頻度が高い傾向にあります。一方、ドレーンを不要に留置すると無駄なコストがかかり、逆に感染源にもなり得るので、合理性を重視する欧米の施設では「基本的にドレーンを入れない（リスクのある手術にだけ選択的に用いる）」方針が一般的です。

医薬品で最も重要なものは「止血剤」でしょう。セルロースやデンプン、コラーゲンを粉末あるいは繊維状に加工した製品が市販されています。これを出血部に噴霧したり、圧着したりして血小板の凝集（かさぶたができる反応）を促進します。献血由来の凝固因子（フィブリノーゲンとトロンビン）から成る凝固促進剤を使うこともあります。もう一つ頻繁に登場するのは「癒着防止材」です。手術後には組織と組織がしばしば癒着する反応が起こるため、そのおかげで吻合部や腹壁が修復されます。この意味で、手術は人間の自然治癒力に立脚していると言えるのですが、癒着の反応が「起きてほしくない場所」もあるのです。たとえば、腹壁の下に腸が癒着してしまうと腸閉塞の原因になります。肝切除の後で周囲が強く癒着すると、がんの再発に対して2回目、3回目の肝切除をする時に、肝臓を癒着の中から「掘り出す（癒着剝離）」ことから手術を始めなくてはいけません。このような「好ましくない癒着」を予防するために使用されるのが癒着防止材です。シート状、フィルム状、ゲル状など様々な材型がありますが。いずれの製品も、ゼラチンや生体吸収性の高分子化合物を組織と組織との間に介在させ一定期間「バリア」を張ることで、癒着を形成するマクロファージや線維芽細胞の浸潤を食い止める作用を持っています。

ここまで、手術の「武器」について、武骨でアナログな金属類から激アツなハイテクデバイスまで、駆け足で紹介してきました。詳細な説明は専門書に譲りますが、時代を生き抜いた道具には手術のリクエストに応える様々な工夫が凝らされていて、まだまだ進化の余地があることを俯瞰していただけたでしょうか。

コラム 2

「光」が導く安全確実な手術——「蛍光ガイド手術」とは？

手術中のミスの大部分は、血管や臓器の構造の誤認に起因します。

術者の経験が少ない場合、正常な構造でも「見間違えてしまう」場面があるかもしれません。しかし、患者さんの体の構造は決して一通りではありません（むしろ100人いたら100パターンの解剖構造があります）。ベテランの術者でも、「誤認」の罠にはまってしまうケースが決してゼロとは言えないのです。もし、肉眼では「見えにくい」血管や臓器、通常の観察では「見えない」血流やがんの位置を「光」で明示できれば、手術はもっと安全確実になるだろう——このアイディアを実現するのが術中蛍光イメージングです。

インドシアニングリーン（ICG）という色素があります。これを静脈注射（静注）すると肝臓から胆汁中に100パーセント排泄されるので、肝機能検査用の試薬として長きにわたり臨床で使われてきました。私も、卒後1年目には肝切除を受ける患者さんにICGを注射して、15分後の採血データから手術前の肝機能を見積もるという大役（？）を黙々と務めていました。ところが、その8年後、偶然に近い形で、私はこのICGに近赤外蛍光特性

（760㎚の光を照射すると、820㎚前後にピークを持つ蛍光を発する）があることを知ります。私の第一のモチベーションは、当時自分が任せてもらえる数少ない手術、腹腔鏡胆のう摘出術（ラパロスコピックコレシステクトミー＝略してラパコレと言うことが多い）の際に、組織に埋もれた胆管を描出することでした。少量のICG（1㎖）を注射しておいてから、手術中に試作機の腹腔鏡で胆のうの周辺を観察すると……期待どおり、胆管が光っています！　私はこれを「蛍光胆道造影（fluorescence cholangiography）」と命名し、いち早く世界に報告しました。[C3、4]

この方法には、ICGを静注するだけで、従来のような放射線照射をせずにいつでも実施できるという技術上の利点があります。その後、蛍光胆道造影を使うと、通常のカラー観察よりも胆管の構造を同定しやすくなることが国際多施設研究で証明され、世界中の外科医に活用されるようになりました。そしてついに2023年、生誕の地である日本で、胆管の描出がICGの保険適用として認められたのです。私にとっては子供が成人式を迎えたような気分です。現在は、トイプードルなどのイヌのラパコレで蛍光胆道造影を試みる獣医師の先生も現れ……この技術は動物種の垣根をも越えようとしています。

次の目標は、「ひと塊」の臓器に見える肝臓の「1区画（肝区域）」を腹腔鏡手術中に描出することでした。もともとは昭和大学の青木武士先生らが発表したアイディアです。[C5]　私はパリに留学していた2011年に、前述のガイエ教授の技術を拝借して、腹腔鏡手術中にICGを門脈の枝に注入して「標的の肝区域を光らせる技術」と、そして、切除する肝区域の血流を遮断した後でICGを静注し「標的の周りの肝臓を光らせる技術」とを開発、それぞれ「ポジティブ・ステイニング法」、「ネガティブ・ステイニング法」として発表しました。[C6] 後者は、直訳すると「陰性染色」……英語として正しいのか不安がありましたが、結果的には、これらの名称とともに2つの染色法が国内外で広く普及しました。少しホッとしています。

蛍光イメージングのこれらの用途は、「解剖構造の描出」としてまとめることができますが、もう一つの目的は、手術合併症の最大の原因である血流不足や虚血を手術中に診断することです。これまでは、術野で血流を確認するには、血管の細かい拍動を視触診する、あるいは超音波ドップラー検査を行うしかありませんでした。一方、ICGを静注して近赤外カメラで撮影すると、血液の「流れ」そのものをリアルタイムに描出できます。たとえば、大腸癌の手術で吻合部の腸管の血流をICG蛍光イメージングで評価すると、蛍光を使わなかった場合と比べて、手術後の縫合不全（吻合部から便汁が外に漏れる合併症）の発生率が11・8%から7・6%に低下することが、日本の主要施設が参加したランダム化比較試験（RCT：対象をランダムに2群に振り分けて効果を検証する）でも示されています。[C7]

蛍光イメージングの最終目標は「腫瘍の範囲」を明瞭に描出して、がんの治療成績を向上させることです。私は2007年のある日、肝機能検査のために静注したICGが肝臓癌の内部や周囲に貯留し、近赤外光で観察すると「光る」現象をまさに「目の当たり」にする幸運に恵まれました。好奇心に火が灯り、肝切除の標本を片っ端から観察してみると、いずれもがんから怪しい光が放たれています。私はこの発見を、肝臓の手術中に腫瘍の位置を描出する蛍光ナビゲーション技術として臨床応用し、翌年に論文発表しました[C8,9]（カラー口絵④参照）。

ICGの蛍光は8㎜程度までしか組織を透過しないため、深部の病変は蛍光イメージングでは見えません。当初は、「一流の外科医には『指センサー』があって、がんが見えなくても触ればすぐに分かるんだから、蛍光なんて必要ないよ」という「しょっぱい」コメントをよく頂戴しました。しかし、ちょうどその頃から、肝切除の潮流が開腹手術から腹腔鏡にシフトし始めます。内視鏡手術だと、肝臓表面の直下に「あるはず」の腫瘍でも、術者は直接手で触ることができません。「見たい時にいつでも、何度でも光で確認できる」ICG蛍光イメージングは、腹腔鏡肝切除の良きパートナーとして一躍脚光を浴びるようになりました。発見から15年が経過し、蛍光イメージングを肝切除に組み入れるとがんを根治切除でき

る確率が上がる、という裏付けも得られつつあります。[C10, 11]

一方、課題も残っています。ICGは胆汁排泄のメカニズムと関係する肝臓癌の同定には有効でも、肝臓以外のがんを描出するにはほぼ無力です。そのため、現在はがんを特異的に描出する新しい蛍光試薬の開発競争が熾烈を極めており、米国では新規薬剤が手術室に登場し始めています。日本でも、蛍光物質を腫瘍に集積させ、近赤外レーザーを照射して抗腫瘍免疫を賦活させながら局所治療する「光免疫療法」が、まず頭頸部のがんで臨床応用を果たしました。1つの薬剤で、術前診断から術中イメージング、そして治療まで行うことができる——そんな夢のような治療戦略（「セラノスティクス」と呼ばれます）が実現する日もそう遠くはないでしょう。[C11]

3章

技術編

その1——基本テクニック

ひたすらトレーニングを積み重ね、
「達人」の領域を目指す

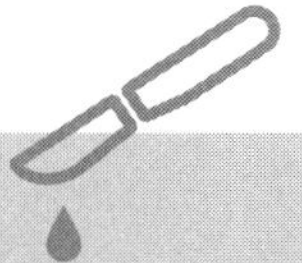

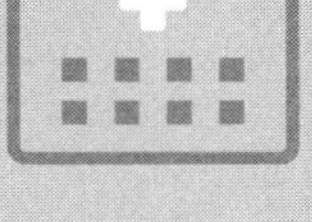

手術という「ミッション」を成功させるために、現代では多彩な「武器」を利用できることを紹介してきました。最新のテクノロジーが詰まった電子機器は、いたって簡単に操作できるように、つまりボタンを押し、レバーを操作するだけで止血や切開、縫合が完成するように設計されています。しかし、これらの機器をやみくもに振り回しているだけでは精緻な手術はできません（指導医から「機械に使われている！」と叱られるやつです）。

近代的な装置に頼る前に、通常の電気メスや古典的な鉗子類の操作に習熟し、器械を「使いこなす」ことが重要です。この「手技の習得」にこそ外科医特有の喜びがありますし、マスターすればするほど手術成績が向上し患者さんの治療に貢献できる、という達成感が得られます。スポーツでも、キャッチボールやドリブル、パスなどの基本技術をマスターし、ワザを無意識に操れるようになれば、相手との駆け引きやチームプレイに集中することで勝利に決定的な貢献ができるようになりますね。それと全く同じことです。

達人への千里の道は「道具の持ち方」から

手術の上手・下手は、道具の持ち方を見れば予想できます。これは武道に通ずるところがあるかもしれません。手術の「達人」の所作を見れば、肩の力を抜き、道具を「浅く・軽く」持っていることに気づくでしょう。そして、達人たちは道具の能力を最大限に発揮するための小

図3-1

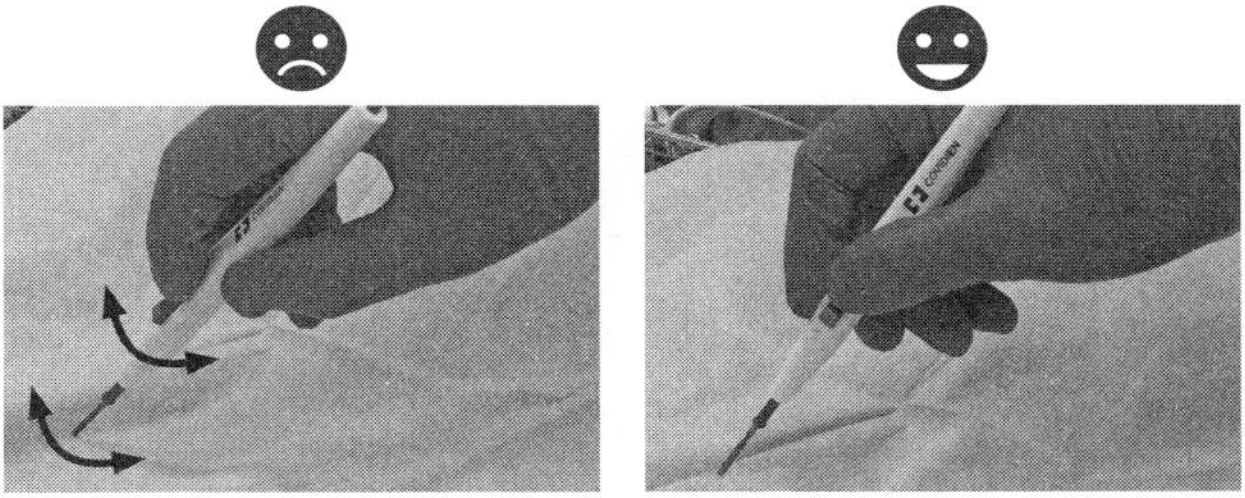

人差し指でボタンを押すと、先端がブレやすい

親指で押すと、人差し指と中指でメスを固定できるのでブレにくい

さなコツをいくつも持っています。

　最も使用頻度が高く、誰もが当たり前に使っている電気メスにも、その「持ち方」からして各人のコツがあります。私が東京のがん研有明病院で勤め始めた頃、先輩たちが電気メスの手元のスイッチを押す時に全くメス先がブレないことが不思議でなりませんでした。よく観察すると、電気メスを「鉛筆持ち」して人差し指でスイッチを押す一般的なスタイルでなく、親指の腹をスイッチに押し当てていたのです。確かにこうすれば、親指の動きを反対側の人差し指・中指が吸収してくれるのでメス先が動きません（図3-1）。私はすぐにこの「小ワザ」を盗んで今に至りますが、このような細かいテクニックは手術書には書いていないですし、先輩もわざわざ教えてはくれないかもしれません。外科はいわば職人の世界なので、こうしたワザを究めるためには、自分で考え探求する姿勢が大切です。

図3-2

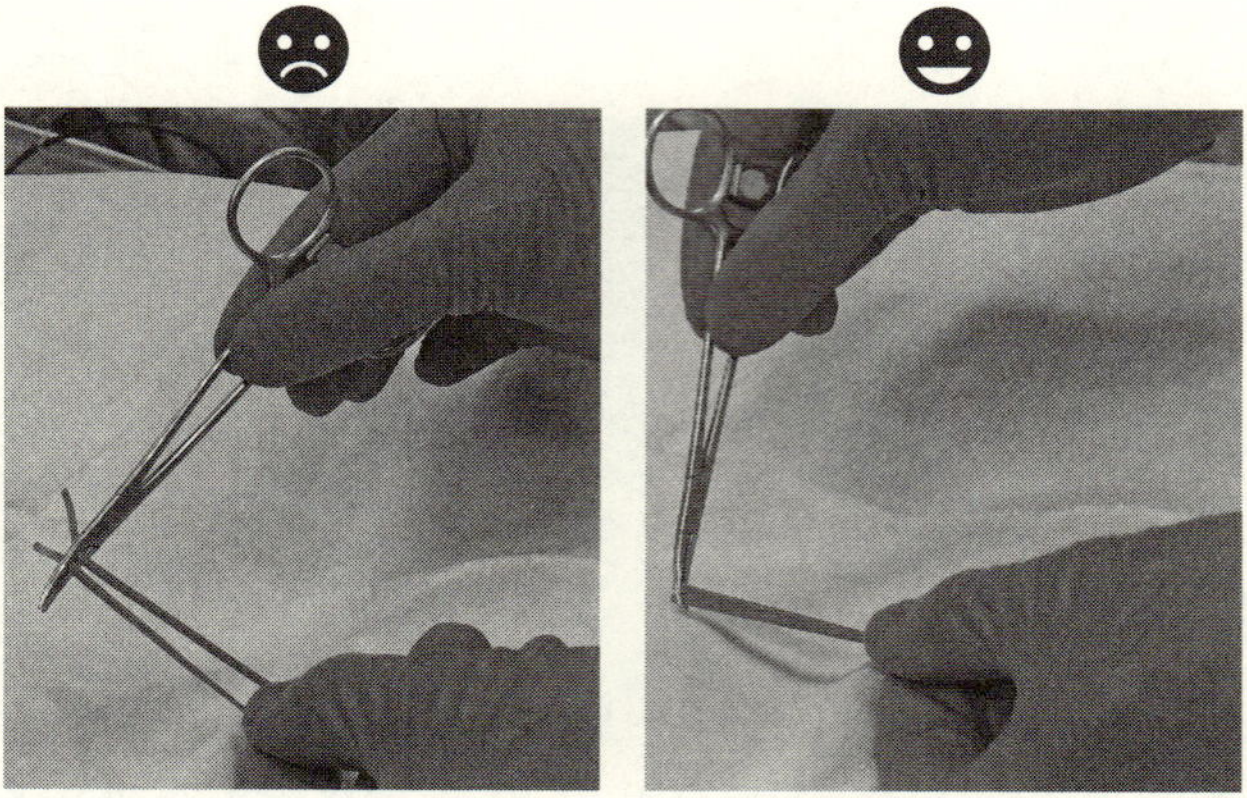

「手で道具をどう持つか」と同じように、「道具で物をどう持つか」にもセンスが問われます。[11] たとえば、手術中に鉗子で糸やテープを一時的に「持っておく」場合があります。この時、トレーニングされた外科医なら、当たり前のように「糸の長さを揃えて、端に近いところを鉗子の先端で持つ」ようにするでしょう。一般的に鉗子は先端の把持力が一番強いですし、中央部で糸を持つと先端がいろいろなものに引っ掛かりやすくなってしまうからです（**図3-2**）。このような何気ない動作を自然に行っている若い先生を見ると、「配慮があるなあ（＝次に手術を任せてみようかな）」と思います。

右手と左手の違いを理解する

次は手術用の剪刀を見てみましょう。日用品の

図3-3

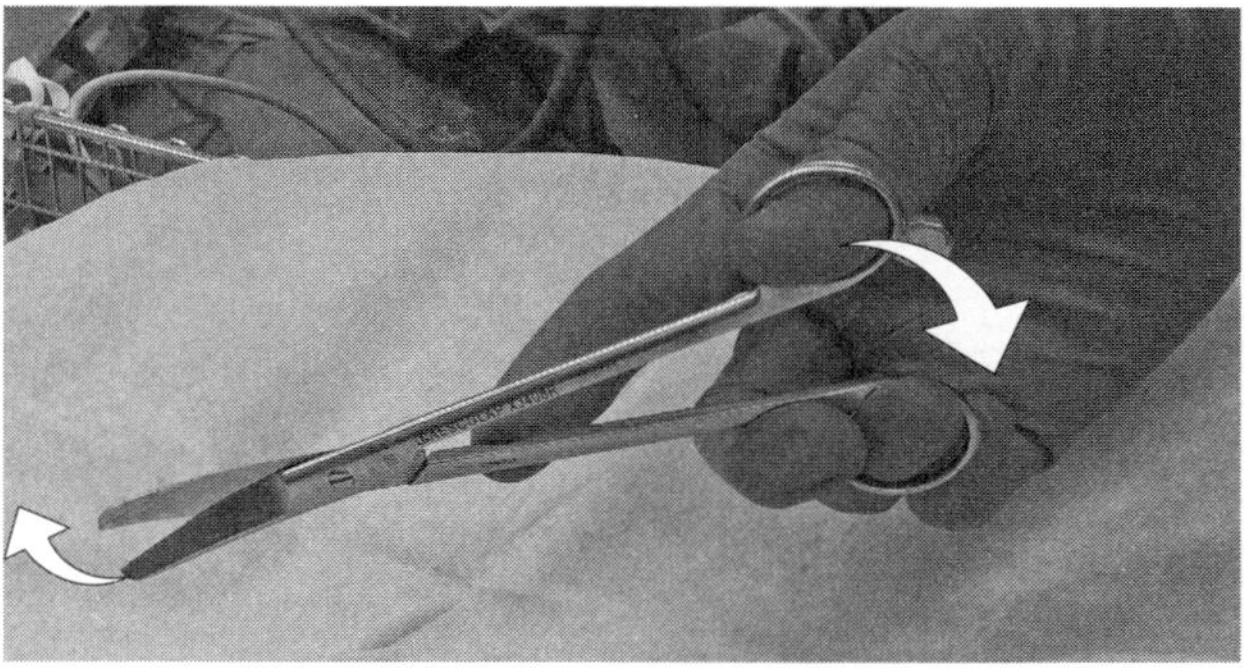

剪刀は親指を押し付ける方向に力をかけると鋭利に切れる

ハサミの場合は、２つの穴にそれぞれ親指と人差し指を入れることが多いかもしれませんが、手術では一方の穴に親指を、もう一つの穴には薬指か小指を軽く挿入します。そして、人差し指は２本の金属の交点に添えるようにして、手ブレを抑えながら細かい位置調整を行えるようにしています。力を加える方向も重要です。手術用剪刀の刃先はもちろん鋭利ですが、滅菌やメンテナンスのために２本の金属を分解できるようになっているものが多く、この点で日用品のハサミよりも刃と刃との間隔が広がりやすい構造をしています。したがって、右手で用いる場合、親指側のグリップを前に押すようにして、２枚の刃がキリキリとすり合わさる方向に力を加えないと切れ味が悪くなります（図3-3）。

「右手で用いる場合」と書いたのは、基本的に手術道具は右利き用で作られているために、左手で使う

図3-4

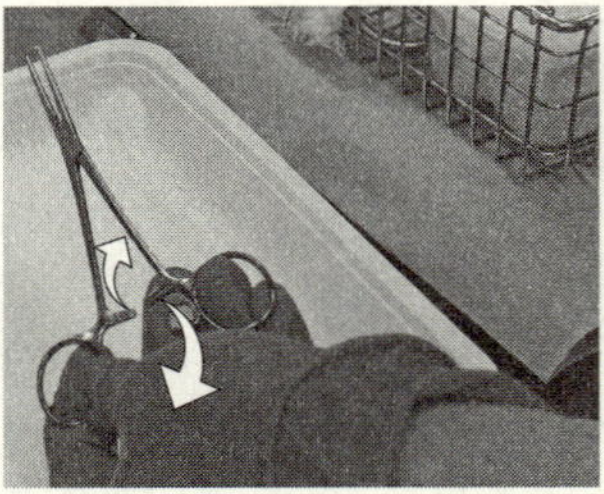

左手で鉗子を外す場合は、持ち方を工夫しないと難しい

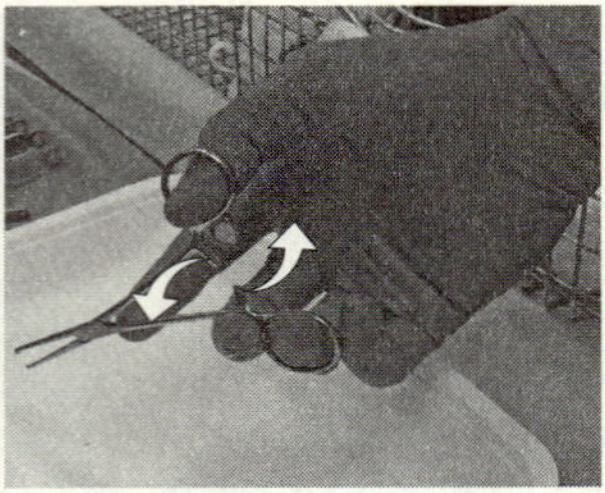

右手で鉗子を外す場合は、意識しなくても簡単

場合には持ち方を工夫して逆の力（親指を引くような力）を加える必要があります。これは日用品のハサミも同じですので、ぜひ試してみてください。同じことは、ラチェットという締め込み構造がある鉗子類にも言えます。ちょっとした意地悪心で……いや習熟度をチェックするために、手術中に学生や研修医に「これを左手で外してみて」と突然頼んでみることがありますが、たいていは上手くできません。いろいろなコツがあるでしょうが、たとえば図のように持って力を加えるのが正解！です（図3−4）。

まさに「お裁縫」——縫合と吻合のキホン

自動吻合器・縫合器などの手術機器がいかに進歩しても、手術開始から閉創まで「針と糸で組織を縫う」という操作が一度もない、という手術はまだ極めて少ないのではないでしょうか。外科医でなくても、点滴のチューブを皮膚に糸で固定したり、救急外来で外傷に対応したりする機会はあるので、「縫合」はすべての医師がマスターすべき基本手技だと言えます。

まず、「針の持ち方」に原理原則があります。前章で紹介したように、針に糸が接続されている部分は繊細な構造をしているので、ここを避け先端に向かって⅓ほどの位置を把持するのが良いとされています（図3−5）。針と持針器が90度になるように持つのが基本ですが、縫う時の角度を考えて、あえてやや開き気味にすることもあります。

次は運針です。家の鍵を反時計回りに開ける（あるいは閉める）時のように手首を返して、持針器の先にある針を組織になるべく垂直に刺入できるようにします。家にあるハサミなどで試してもらえれば分かりますが、この時にも持針器を浅く握る（穴に深く指を入れない）ようにしないと、針先がうまく下を向いてくれません。あえて穴に指を入れず、持針器を手のひらで持つこともあります（図3−6）。

図3-5

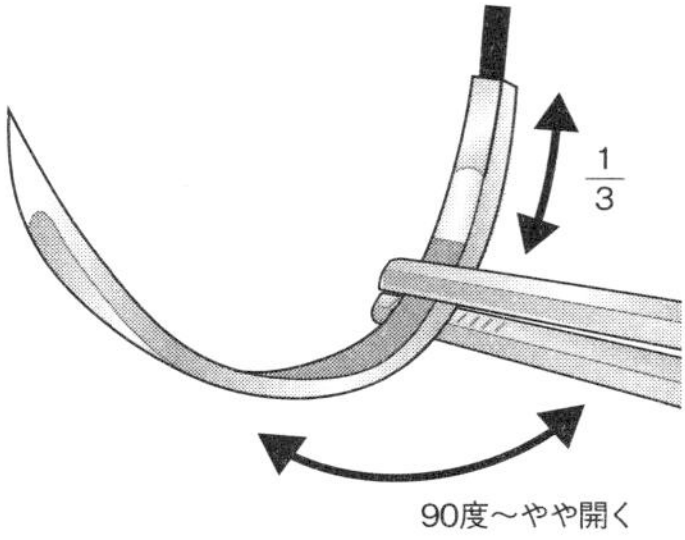

持針器で針を持つ角度は90度が基本

運針の目標は、組織を裂くことなく、狙った深さに針を通し、狙った場所にその先端を出すことです[11]。不透明な組織の中で一連の目標地点に針を通過させるためには、手指の動きばかりに集中するのではなく、針のカーブと先端の

図3-6

A

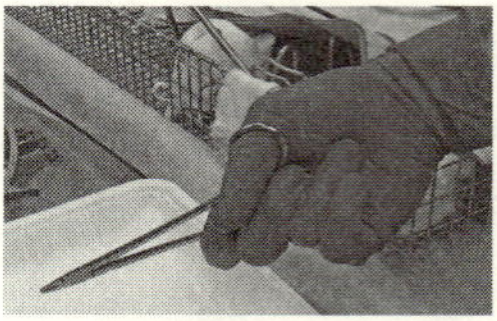

持針器は深く握らない（すべての道具に共通）

B

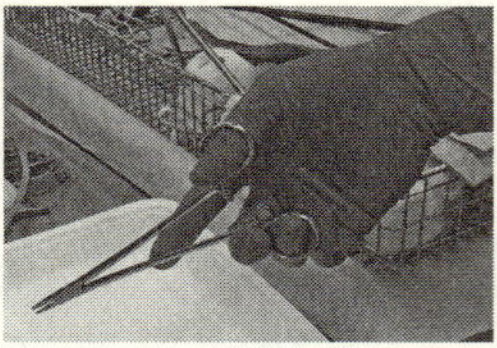

軸がブレないように、人差し指で支える

C

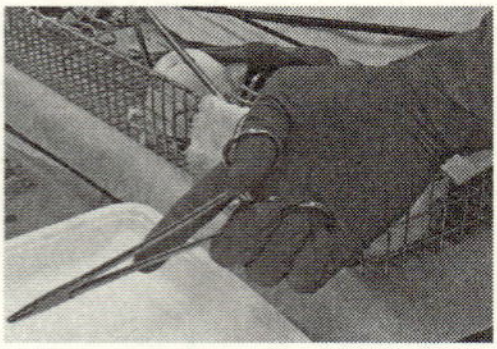

手のひらで包むように持つこともある

図3-7

A

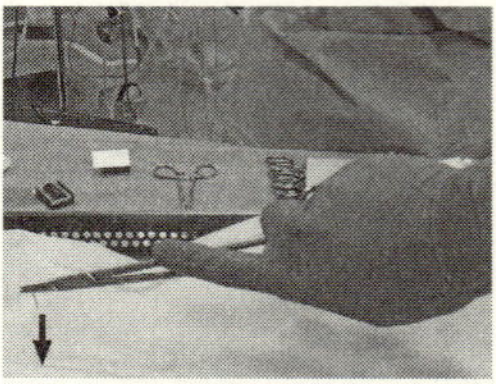

B

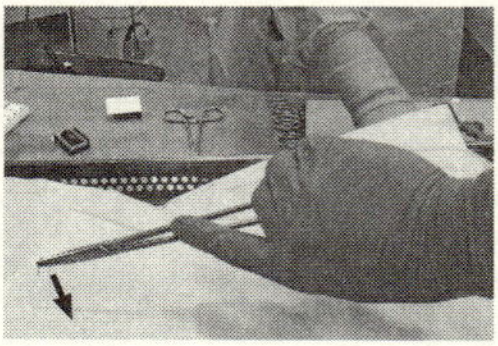

C

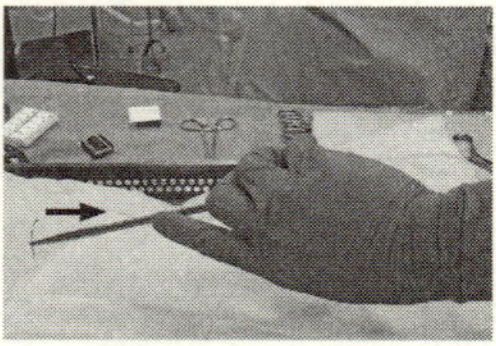

持針器を持つ「深さ」によって、針先につけられる最大角度が大きく違ってくる（図3–6のA、B、Cにそれぞれ対応）

位置を「イメージする」のがコツです。針先が出たら持針器で持ち直しますが、このときに針の先端を強く握ってはいけません。針先が損傷して次の運針ができなくなるだけでなく、先端が欠けて体内に残ってしまうリスクがあるからです。針を抜く際も、全体の形を意識して弧状に持針器を回転させせないと、針の「おしり」（糸が接続されている部分）で組織を裂いてしまうことになります（図3-7）。

層と層とを縫い合わせるテクニック

「お手々のシワとシワを合わせて幸せ～」と合掌するCMをご存じでしょうか。皮膚や腸を縫い寄せるときも、同じ組織同士（真皮と真皮、粘膜と粘膜、のように）が適度な圧で接合することが創傷治癒を良好にする（＝漏れや狭窄を防ぐ）ために重要だと考えられています。

例として腸管の吻合を取り上げます。腸は、粘膜（最も内側）―粘膜筋板―粘膜下層―固有筋層―漿膜下層―漿膜（最も外側）から成るバウムクーヘン状の層構造をしています（図3-8）。理論的には、細い針糸で1層1層を合わせるのがベストかもしれませんが、膨大な時間がかかりますし、細かすぎると全体の強度が弱くなる（引っ張るとちぎれてしまう）懸念もあります。運針のしやすさも考慮し、現在最も広く普及しているのがアルベルト・レンベルト（Albert-Lembert）2層縫合法でしょう（図3-9）。

図3-8｜腸管の層構造

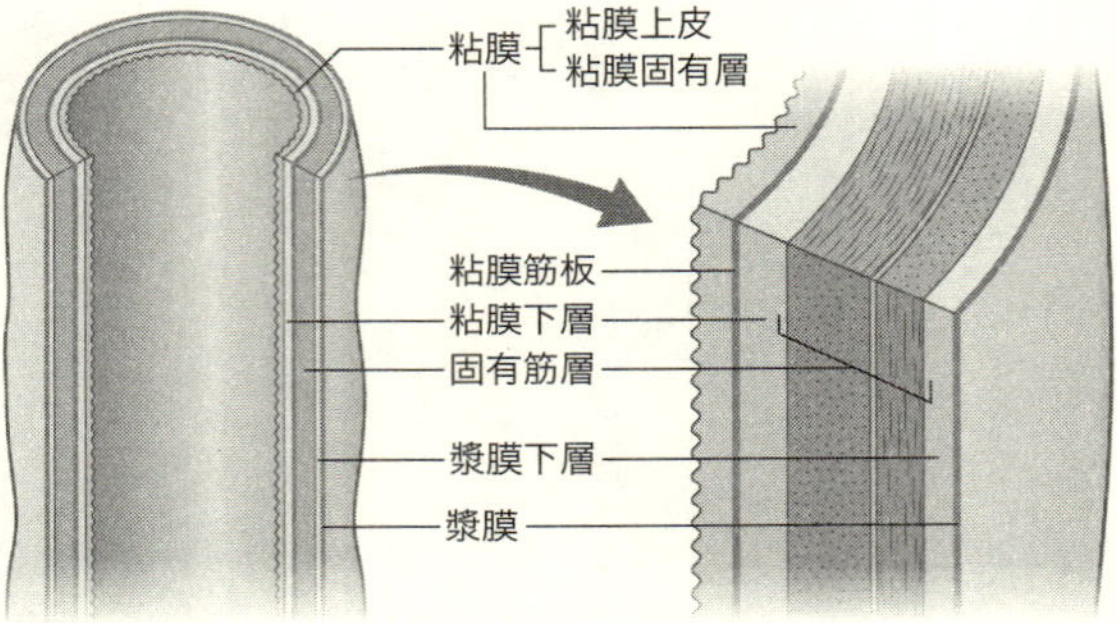

内側の粘膜から外側の漿膜までバウムクーヘン状になっている

図3-9｜アルベルト・レンベルト2層縫合法

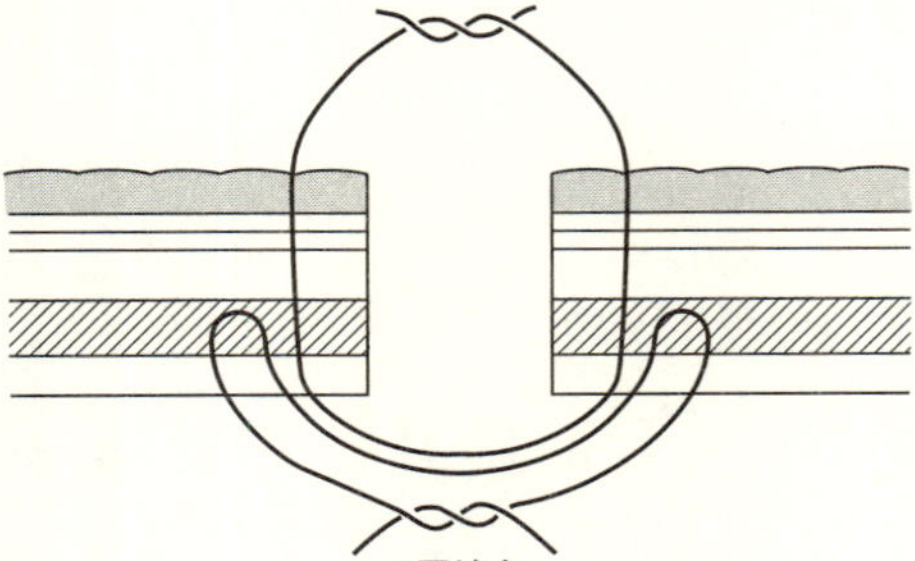

漿膜の縫合と全層の縫合を足し合わせたもの

消化管吻合における漿膜癒合の重要性を提唱したパリの外科医、アントワーヌ・ランベール（レンベルト）による1826年の論文が「レンベルト」と呼ばれる漿膜筋層縫合の起源と考えられています。[12] これに、全層を運針する「アルベルト縫合」を加えたのがこの2層法ですが、名前の由来となったウィーン大学教授エドゥアルド・アルベルトは全層縫合の開発者とは言えないのではないか、という見解もあるようです。[13] とはいえ、このアルベルト・レンベルト縫合がどういう縫い方かは医師国家試験にも出題されるとのこと、学生たちは「Albertの『A』はAllの『A』だから、『全』層縫合がアルベルト！」のように一生懸命（？）暗記しています。この方法は簡便で頑丈ですが、よく考えると層と層とが一致する保証はなく、また多くの組織を寄せるために吻合部が狭くなりやすいという欠点もあります。実際の手術では、縫う相手（胃なのか小腸なのか、前壁か後壁か、など）や場面、あるいは術者の好みにより、いくつかの縫合法が使い分けられています。[14]

堅実な結節縫合か、華麗な連続縫合か

腸管をアルベルト・レンベルト法で2層に縫うとして、一度運針をした後に毎回糸を縛る（結紮《けっさつ》）べきでしょうか。あるいは、半周、あるいは一周連続して運針した後にまとめて結紮するのでしょうか。前者を結節縫合、後者を連続縫合と呼びますが、それぞれに一長一短があ

ります（図3–10）。

結節縫合の長所は確実性です。毎回糸を縛るので緩みが少なく、特に「何針か運針してから順次縛っていく」というワザを使えば内腔を十分に確認することができます（ふつうは、一つ前の運針を「締めて」しまうと、次の運針の時に内腔が見づらくなる）。その代わり、結紮が多い分時間がかかりますし、運針の間隔が大きいと結紮と結紮の隙間からの「漏れ」が懸念されます。これに対し、連続縫合はスイスイと素早く行うことができて、理論的には縫い目の隙間なく仕上がります。ただし、糸が途中で切れてしまうと「すべてが緩んでしまう」危険があります。逆に糸を締めすぎると吻合部の組織に血液が届かず壊死したり、漏れない代わりに狭くなったりするリスクもあります。特に、壁の薄い静脈や門脈を連続縫合する際には、狭窄により血管が閉塞するのを防ぐために、1cmくらいの「グロウス・ファクター」という「伸びしろ」を置いて縛る、というテクニックも使います。

「径1cmの血管を縫うのに1cmもグロウス・ファクターを置いたら、緩すぎて縫い目から出血してしまうのでは？」と心配になりますか？　大丈夫、血流が再開すると吻合部は膨らむので、たとえば20ヵ所の運針がそれぞれ0・05cmずつ緩むとすると、その長さを吸収するのにちょうど20×0.05＝1cmの「遊び」が必要な計算になりますね。

実際には、たとえば「アルベルト縫合は連続で行い、その後で結節縫合でレンベルトを補強

図3-10｜結節縫合（上）と連続縫合（下）

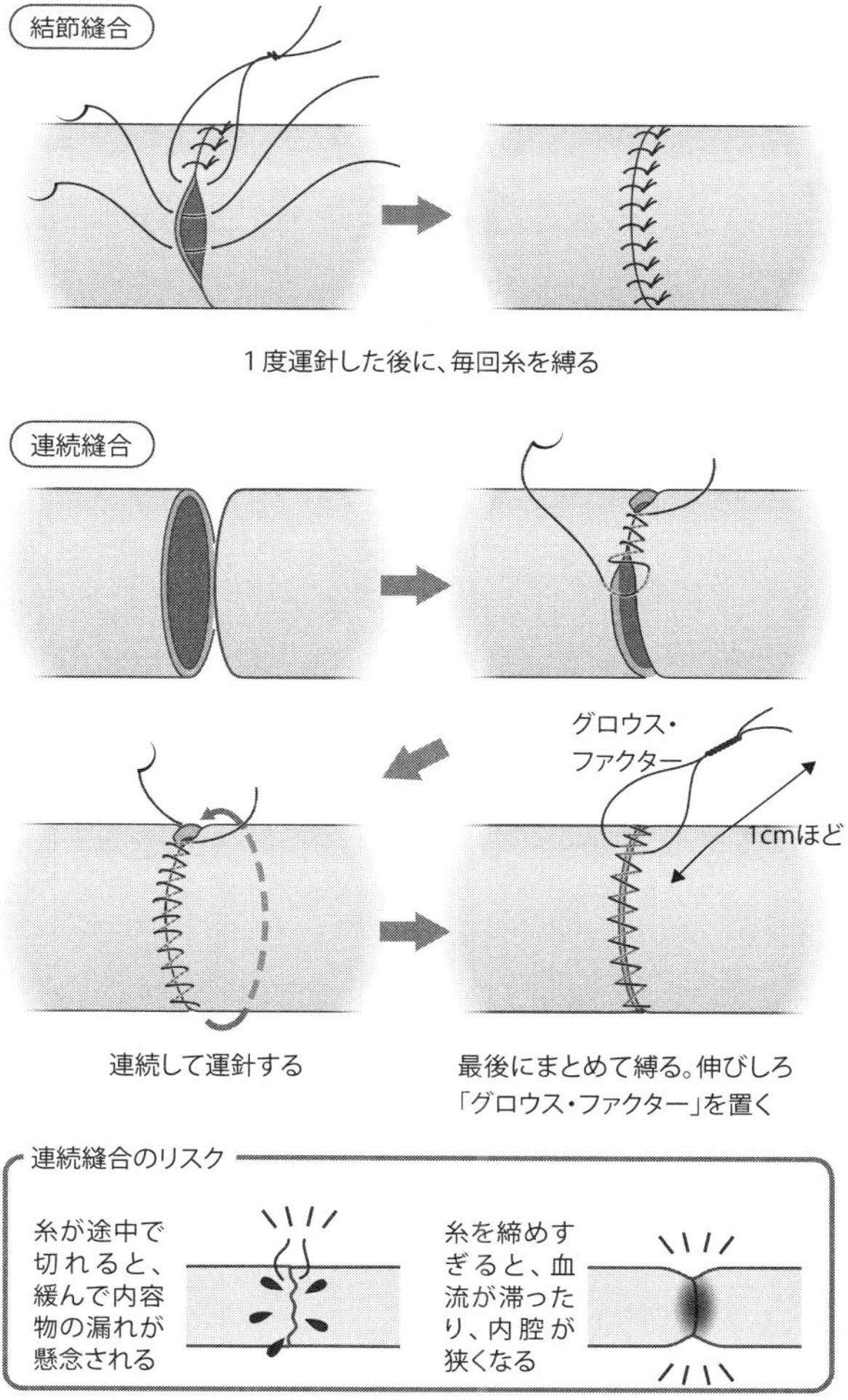
結節縫合
１度運針した後に、毎回糸を縛る
連続縫合
グロウス・ファクター
1cmほど
連続して運針する
最後にまとめて縛る。伸びしろ「グロウス・ファクター」を置く
連続縫合のリスク
糸が途中で切れると、緩んで内容物の漏れが懸念される
糸を締めすぎると、血流が滞ったり、内腔が狭くなる

図3-11｜縫合時のテクニック

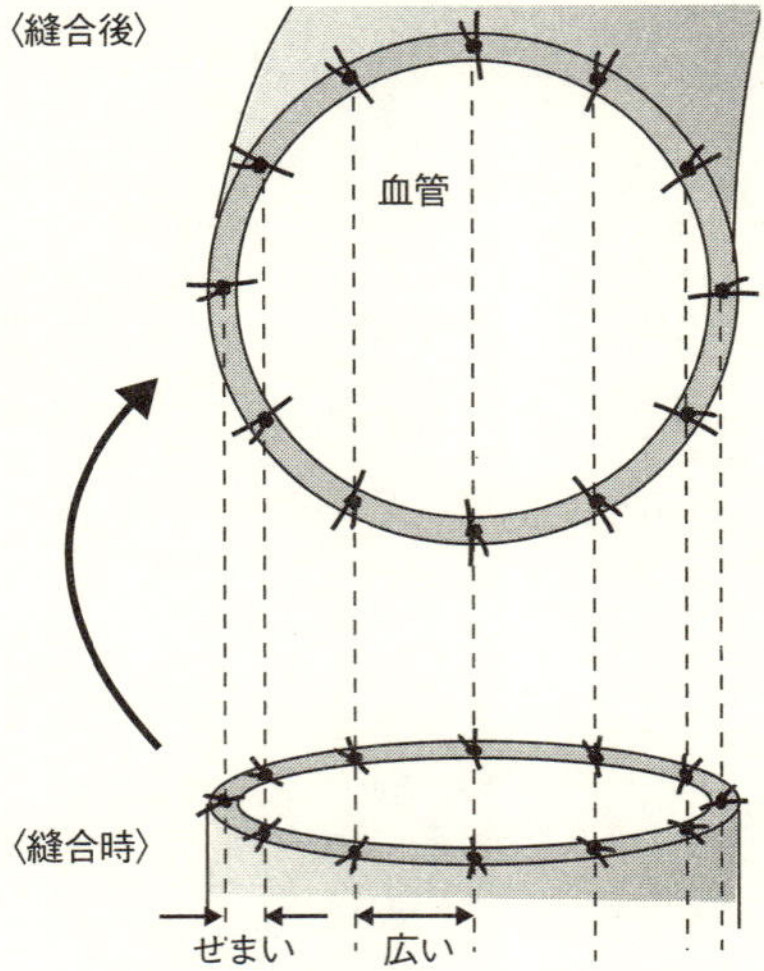

円筒形に戻ると均等な縫合になる

する」、「運針しやすい後壁は連続縫合し、前壁は後ろを引っ掛けないように結節で運針する」というように両者を使い分け、あるいは組み合わせて用いることが多いです。また、腸管も血管も円筒形ですが、吻合をするときには断端が平べったくひしゃげて楕円形になっています。吻合後に円筒形に戻った時に均等になるよう縫合するには、中央部から両端に近づくにつれて密に運針しなくてはいけないことが分かりますね（図3－11）。漏れも狭窄もなく腸や血管を縫い合わせるために、外科医には手先の動きだけでなく、元に戻った形をイメージする運針の「デザイン力」も求められるわけです。

縫合止血——大量出血でも慌てず落ち着いて……

手術中に不意に出血した！　……そんな時、読者の皆さんが執刀医ならどうしますか？「すぐに上司を呼ぶ！」と答えたあなた——出血の重大さによってはそれが一番の正解です。しかし、まずその前に一時的な止血を試みなくてはいけませんね。慌てずに、ガーゼなどを出血部位にあてがい、適切な力で圧迫する対応が推奨されます。出血点を見極めないうちに、止血用の電気デバイスで組織を「焼き焼き」にする所業は最悪です。傷口を広げて大出血させてしまうリスクがありますし、仮に一時的に止血できても、大事な臓器を熱で損傷してしまう危険があるからです。

血の勢いが収まり、気持ちも落ち着いたら、ゆっくりとガーゼをずらして出血点を確認します。切った血管の先端から出血していて、これを縛るための「首（距離）」がある場合には、その部分を縛り直すのが一番確実です。小さな穴から血が出ているときには、「Z縫合」が有効です。出血点を挟むように同じ向きで運針して結紮すると、周囲の組織がギュッと寄り合わさることで血を止めることができます。上から見ると、確かに「Z（あるいは逆Z）」の形をしていますね！（図3-12）。針の向きを変えることなく、片手で簡単に運針できるので、非常に応用範囲が広い止血法です。2回目の運針の向きを逆にすれば（上から見るとコの字型になる）、「水平マットレス縫合」になります。これも確実な止血法ですが、糸を強く締めすぎると組織が裂けたり、虚血になったりしやすい、という短所があります。なぜ「マットレス」と呼

図3-12｜Z縫合と水平マットレス縫合

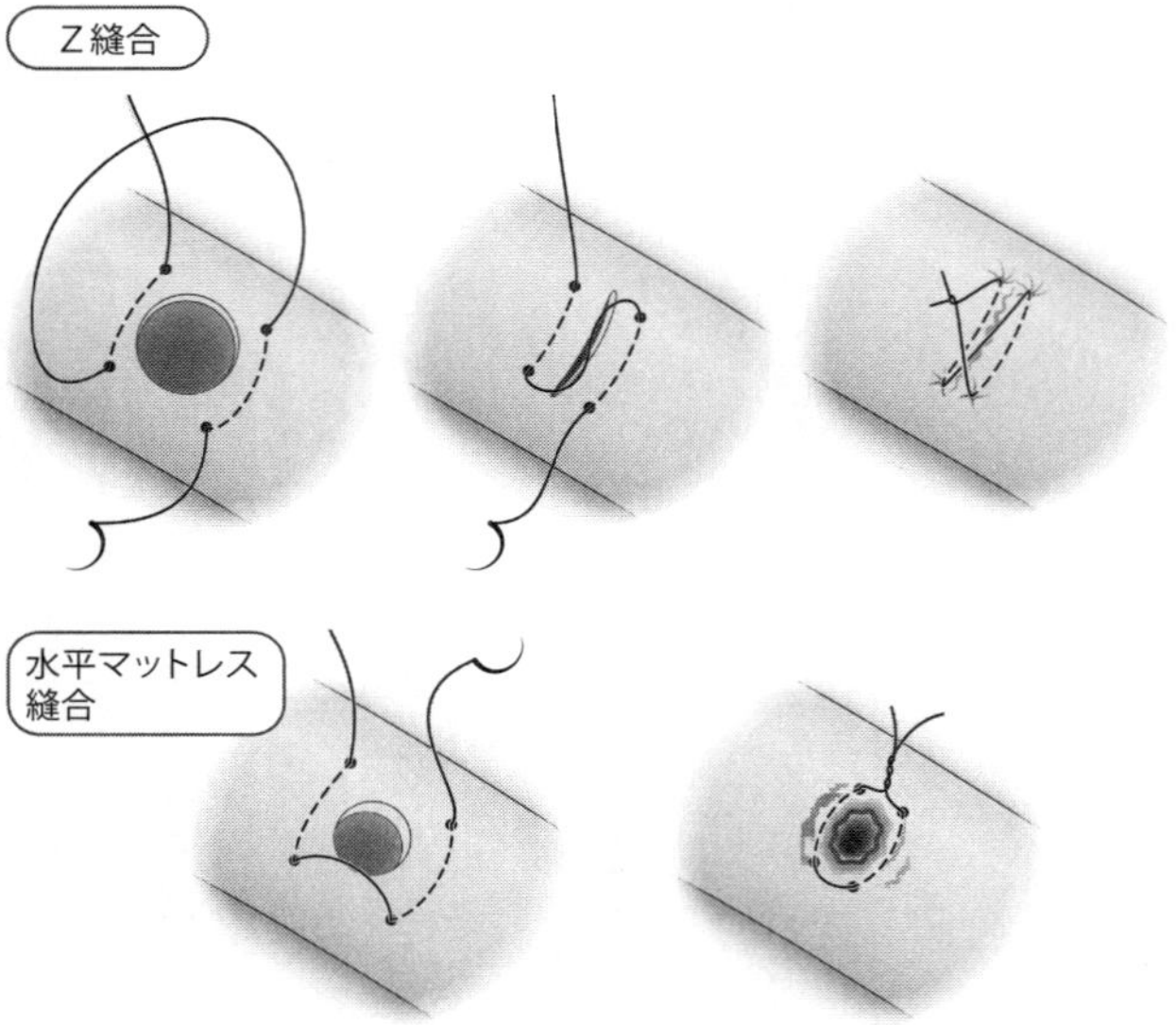

ぶのかは昔から不思議に感じています。寝具のマットレスを作る時の縫製法に由来しているのでしょうか。出血点の損傷が大きい場合には、前述の連続縫合で止血を図ります。

縫合止血の技術を身につけると、手術に自信が持てるようになります。手術時間や出血量が改善するだけでなく、さらに複雑な術式を執刀するチャンスも得られるでしょう。

「そもそも、出血させない手術をすればよいのでは？」と思われるかもしれません。しかし、どんなに術前診断や術中ナビゲーションを駆使しても、細かい血管の1本1本まで見つけ出して、すべて完璧に処理するのは不可能ですし、そこにこだわると無限の時間がかかるでしょう。重要な血管を誤って切ってしまうのは論外としても、時には「まず切ってみて、出血したら確実に止血する」という作戦をとらないと手術が進まない状況もあります。私なりの安全対策は、手先のテクニックだけでなく、「今ここで出血したら止められるだろうか？（無理なら後回しにする）、どうやって止血しよう？（道具をあらかじめ準備しておく）」という、いわば「臆病者の思考回路」をバックグラウンドで常に作動させながら手術を進めることです。

高速かつ確実な「糸結び」の方法論

消化管の吻合で結節縫合する時、あるいは出血点にZ縫合をかけたあとには、糸をしっかり結ぶ・縛るという操作を加えないと縫い目が緩んでしまいます。日常生活やスポーツでも、「ちょっとした気の緩みが大きなミスにつながるから全集中！」と注意されることがありますが、まさに「1つの結紮の緩み」が重大な合併症につながるのが手術の世界です。ただし、単に力任せに縛ればよい、というものではありません。組織を引きちぎってしまう恐れがあるからです。周囲の組織にかかる力をゼロにして、結び目だけに力を集中させる——しかも素早く——このような上級者の「糸結び」をマスターするためには、根性論でなく方法論を理解する

図3-13 ｜ 男結び・女結び・外科結紮

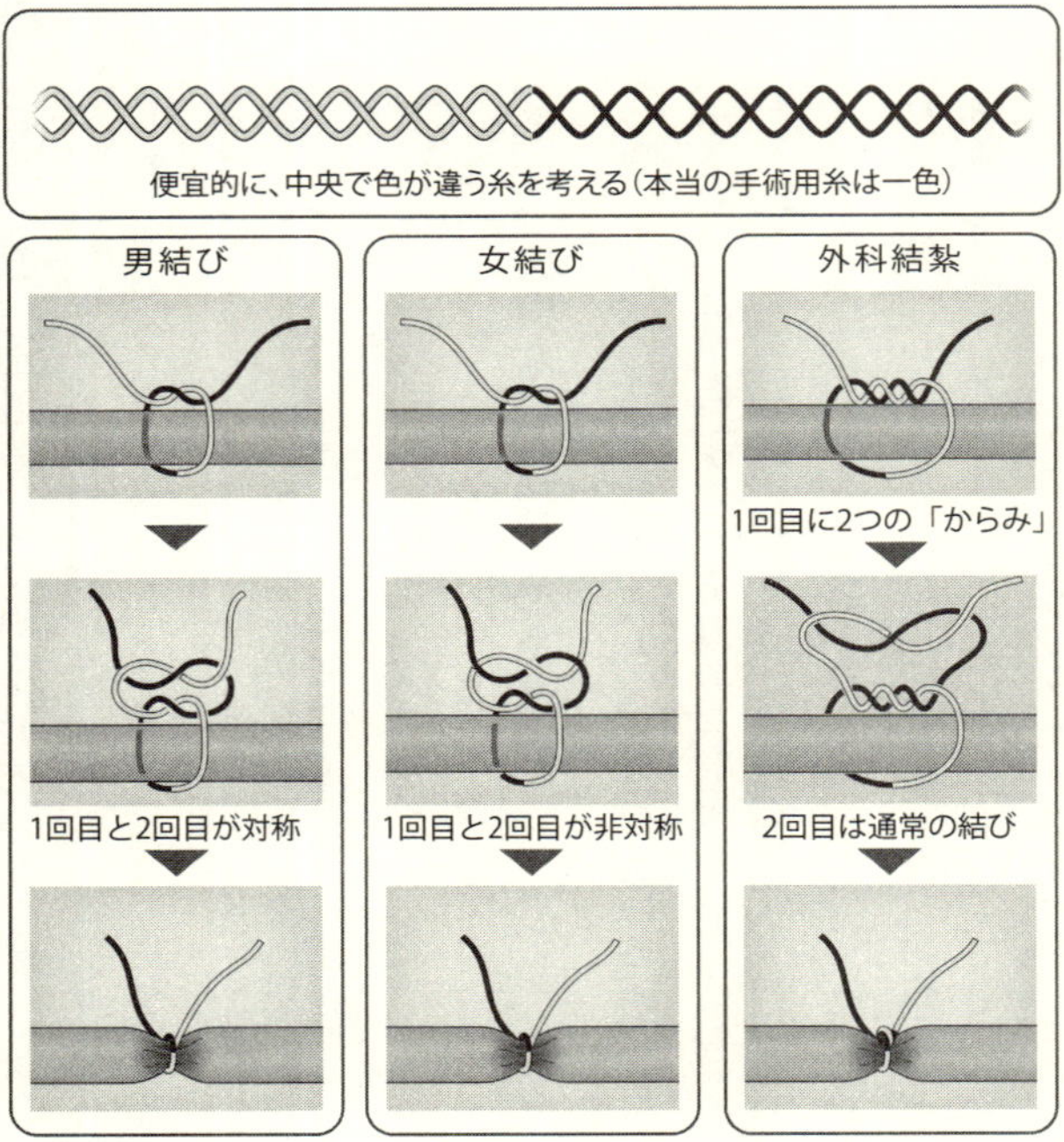

必要があります。

糸結びの方法論は一つではなく、「一人一人の外科医にその人なりのノウハウがある」と言っても過言ではありません。

本書ではまず、

・1回目の結紮の形にパターンAとBがある

・1回目と2回目のパターンの組み合わせにより「男結び」と「女結び」がある

の2点を理解してくだ

さい。

パターンAとBは、結紮点に形成される糸の前後関係のことです。「A」、「B」は本書で便宜的に付けた分類にすぎませんが、一般的にA↓AあるいはB↓Bなどと同じパターンを繰り返すことを「女結び」、A↓BあるいはB↓Aと逆のパターンで結んでいくのを「男結び」と呼びます（図3-13）。そして、「2回目で位置を固定し結紮を完成させたい時」には、結び目が固い「男結び」を使います（こちらが基本です）。「女結び」は、直線状の軸糸に結び目が2つ絡みついている構造なので緩みやすいのですが、この性質を利用して、「2回目の結紮でジワッと締め込んで、3回目に男結びを追加して結紮を完成させる」ために利用されることがあります（図3-14）。

「結び目の形」の違いが理解できたら、次は方法論です。右手で糸の片端を、左手でもう一方の端を持ったとして、そこからどのようにパターンAまたはBの結び目を作るのでしょう？そのためには「あやとり」のような、まさに手練のワザを繰り出す必要があるのですが、この手技にはいくつかの「流派」があります（本章末の「コラム3」で説明します）。どの流派でも、緩みのない結紮を完成させるためには「1回目の結び目が緩まないうちに2回目の結び目を合わせる」というテクニックが必要になります。

私は先輩から、「忍者が水面を走るように、左足が落ちる前に右足を出せば簡単だろ？」と

図3-14｜結び方のテクニック

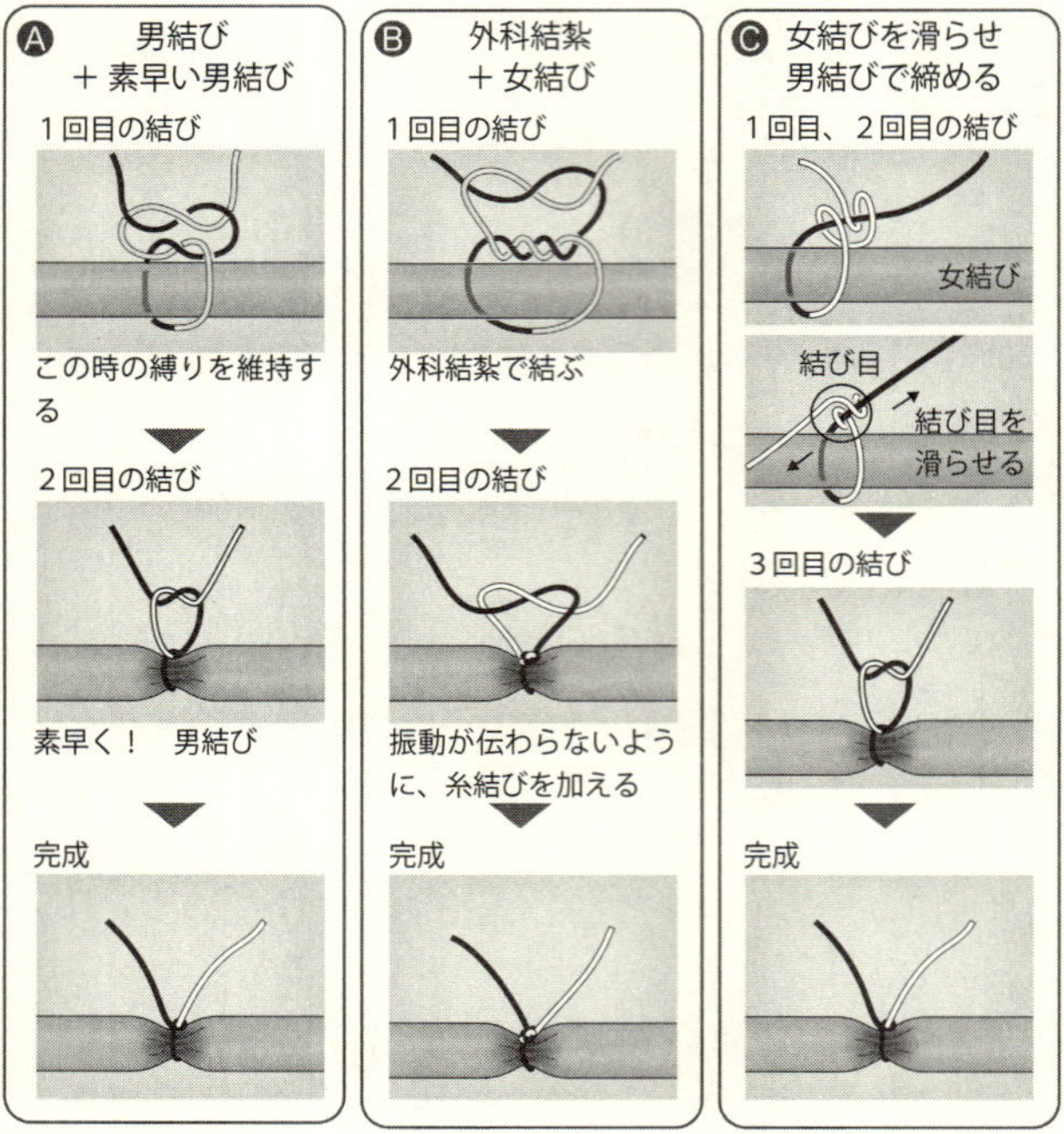

教わりましたが、忍者を見たことはないし、そもそもムリな話で……。確かに素早さも重要ですが、それよりも2回目の結び目を作るまでの間に結紮点に力や振動を与えないことが大事です。結紮点が多少動いてもほどけにくい「外科結紮」を1回目に使う方法もありますが、結び目が大きくなってしまうので、個人的には図3-14Ⓒの「女結びを滑らせて縛り込む」方法をお勧めしてい

郵便はがき

112-8731

料金受取人払郵便

小石川局承認

1143

差出有効期間
2026年1月15
日まで

東京都文京区音羽二丁目
十二番二十一号

講談社
ブルーバックス 行

愛読者カード

あなたと出版部を結ぶ通信欄として活用していきたいと存じます。
ご記入のうえご投函くださいますようお願いいたします。

(フリガナ)
ご住所 〒

(フリガナ)
お名前 ご年齢 歳

電話番号

★ブルーバックスの総合解説目録を用意しております。
ご希望の方に進呈いたします(送料無料)。
1 希望する 2 希望しない

TY 000019-2312

この本の タイトル	(B番号　　　　)

①本書をどのようにしてお知りになりましたか。

1 新聞・雑誌（朝・読・毎・日経・他：　　　　　）　2 書店で実物を見て
3 インターネット（サイト名：　　　　　　　　）　4 X（旧Twitter）
5 Facebook　6 書評（媒体名：　　　　　　　　　　　　　）
7 その他（　　　　　　　　　　　　　　　　　　　　　　　　）

②本書をどこで購入しましたか。

1 一般書店　2 ネット書店　3 大学生協　4 その他（　　　　　　　）

③ご職業　1 大学生・院生（理系・文系）　2 中高生　3 各種学校生徒
4 教職員(小・中・高・大・他)　5 研究職　6 会社員・公務員(技術系・事務系)
7 自営　8 家事専業　9 リタイア　10 その他（　　　　　　　　　）

④本書をお読みになって（複数回答可）

1 専門的すぎる　2 入門的すぎる　3 適度　4 おもしろい　5 つまらない

⑤今までにブルーバックスを何冊くらいお読みになりましたか。

1 これが初めて　2 1～5冊　3 6～20冊　4 21冊以上

⑥ブルーバックスの電子書籍を読んだことがありますか。

1 読んだことがある　2 読んだことがない　3 存在を知らなかった

⑦本書についてのご意見・ご感想、および、ブルーバックスの内容や宣伝面についてのご意見・ご感想・ご希望をお聞かせください。

⑧ブルーバックスでお読みになりたいテーマを具体的に教えてください。今後の出版企画の参考にさせていただきます。

★下記URLで、ブルーバックスの新刊情報、話題の本などがご覧いただけます。
http://bluebacks.kodansha.co.jp/

ます。

美しい「糸送り」を繰り出す外科医の「手の内」

では、お好みの「流派」に従って作った結び目を、どのように結紮点まで移動させればよいでしょうか。そのまま手を広げるようにして左右の糸を引っ張っていけば自然に結び目は収束していきますが、こうすると結紮点に上向きの力がかかってしまいますし、そもそも術野にこんなに広いスペースはありません。ですので、一人前の外科医はピンと伸ばした人差し指の先端に糸を押し当て、深部にある結紮点に結び目を持っていく、という操作が難なくできるように訓練されている「はず」です！　こうすると、周囲の環境にかかわらず、左右の糸に１８０度の力をかけて（つまり、結紮点にかかるベクトルをゼロにして）縛り込むことができます（図3-15）。

達人たちの美しい「糸送り」を見る時、どうしても指先に視線が行ってしまいがちです。しかし、実はそのコツは手のひらの中の見えない部分にあるのです。指鉄砲で輪ゴムを飛ばしたことがあると思いますが、それと同じように、手のひらの中で残りの指の「どこか」に糸を引っ掛けておかないと、糸に力を伝えられないからです。まさに「手の内」ですね（図3-16）。手の大きさや指の長さ、柔軟性などによって一人一人やり易さが違うので、自分自身でノウハ

図3-15｜糸送りのテクニック

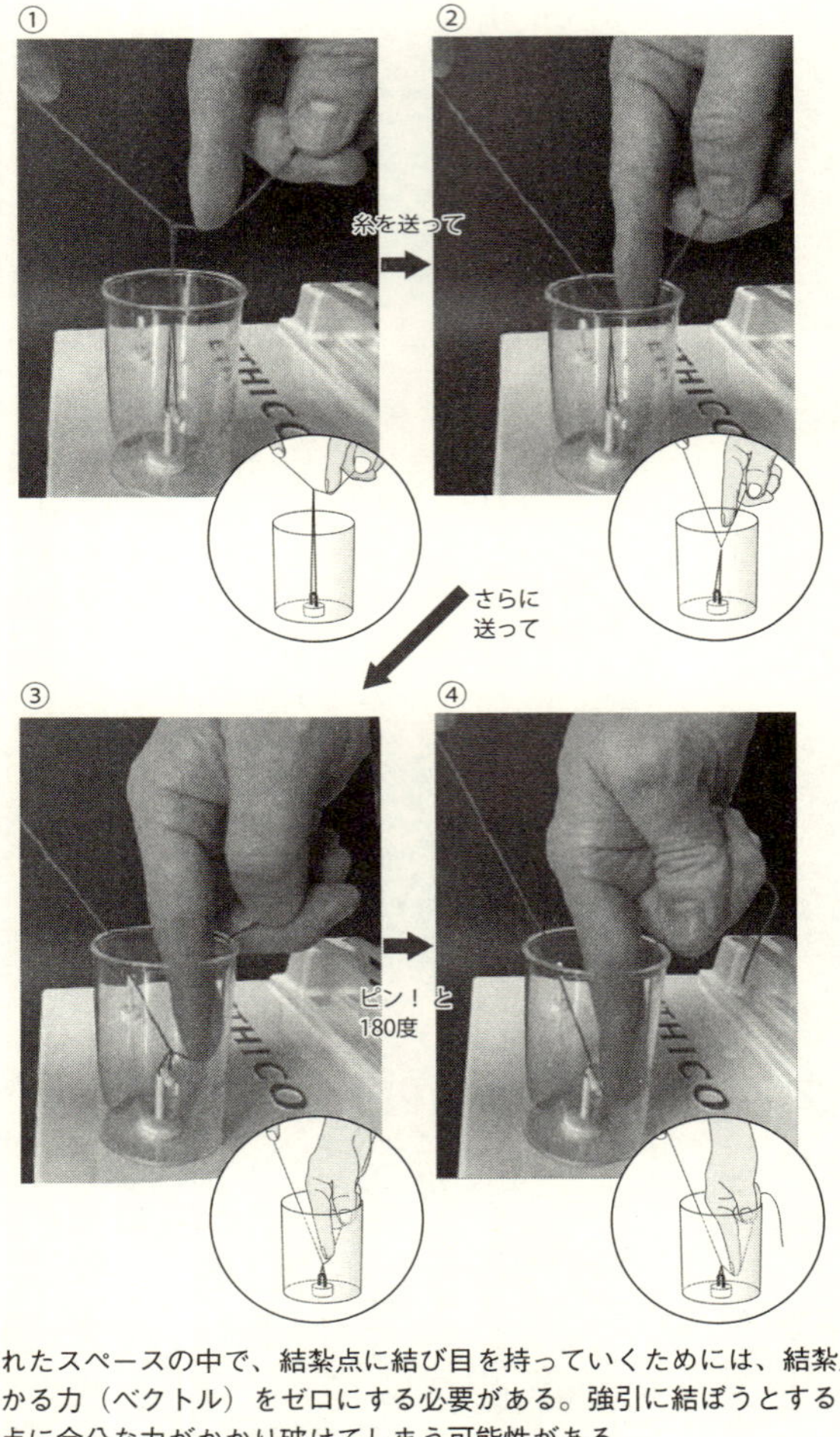

限られたスペースの中で、結紮点に結び目を持っていくためには、結紮点にかかる力（ベクトル）をゼロにする必要がある。強引に結ぼうとすると結紮点に余分な力がかかり破けてしまう可能性がある

図3-16｜外科医の「手の内」

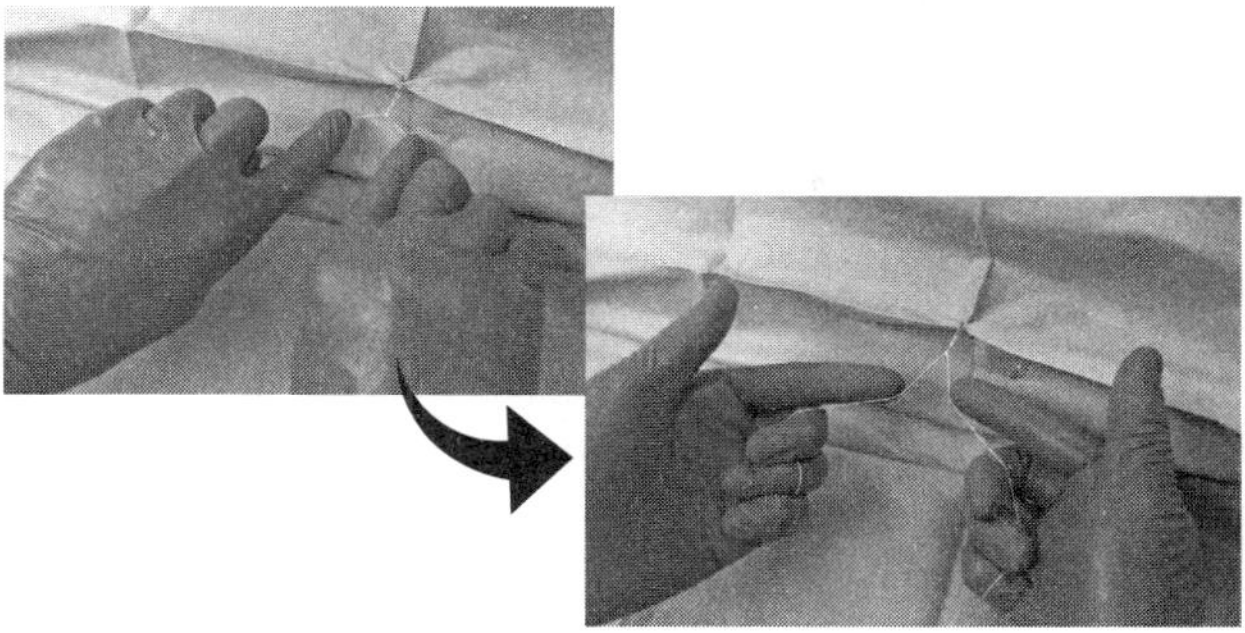

手の中で指に糸を引っ掛けておく

ウを編み出さなくてはいけません。このような試行錯誤は、患者さんの診療とは離れた領域にある、技能職としての外科医の「楽しさ」だと私は感じます。外科を目指す若者たちは、手術で余った糸をパソコンのコード類や服に括り付けたり、電車の待ち時間などに「シャドー糸結び（シャドーボクシングのようにイメージだけで手を動かす）」をしたりして、日々トレーニングに励んでいる「はず」です。

先ほどから「はず」を連発しているのは、手術アプローチの主流が開腹・開胸手術から内視鏡手術に大きくシフトした昨今、外科医の関心が素手による結紮・糸送りから内視鏡用の鉗子を使った技術の習得に移っていると感じられるからです。昔話はしたくありませんが、私が研修医の頃、「一人前になりたいなら30秒で40回以上糸を結べるようになりなさい！」と教えられました（章末コラム3参照）。今、このような速さで結紮できる若手医師はほとんどいないかもしれません（その技術と面白さを教えられるシニア外科医も絶滅危惧種ですが……）。

もちろん、内視鏡手術の縫合・結紮には独自のノウハウが必要であり、それを身につけることは現代に生きる外科医としてマストです。しかし、前途ある若者にはぜひ、ここで紹介する縫合や糸結びのキホンもマスターしてほしいと思います。「あの先生、腹腔鏡は上手いけど、開腹手術になるとイマイチ……」などと言われないように！

「3本目の手」を認知する「ロボット脳」を養う

内視鏡用の長い鉗子で結紮や縫合を行う従来の腹腔鏡・胸腔鏡手術では、「どのように針を持つか」、「どうやって糸のループを作るか」という第一ステップにも独自のノウハウと修練が必要です。中華箸の先端で鶴を折るような作業だからです。一方、前章で紹介した「ダ・ヴィンチ」によるロボット支援手術では、指先で針や糸を持つような動作が、体内に挿入された鉗子の先端で精緻に再現されます。手術の知識がない中高生でも、シミュレーターで1時間ほどゲームのようなトレーニングを受ければ、サクサクと糸を結ぶことができるようになるでしょう。訓練された外科医なら米粒に名前を書くこともできます（次ページQRコード参照）。製造販売メーカーであるインテュイティブ・サージカルの社名が示す通り、まさに「直感《インテュイティブ》」

による操作が可能です。

ロボット支援手術のもう一つの特徴は、術者が「3本目の手」を自在に操れることです。操作するニンゲンの手は2本しかないので、3つの手術器具を同時に作動させることはムリなのですが（通常、左手で1本を用い、右手で2本を切り替えながら操作します）、術者は自分に忠実なシモベを手に入れたことになります。この3本目の手に「ここをずっと持ってて」と命じてスイッチを切り替えれば、疲れ知らずの彼はその位置を1ミリも変えずに役目を果たしてくれるので、術者は残りの2本で手術を進めることができます。この一連の操作を、あたかも一体の生物のようにスムーズに行うためには、「左右の手で2本を操作しながら、常に3本目の手の位置を把握し役割を考える」という新しい認知力を鍛えなくてはなりません。しかも、左足はカメラ、右足は電気メスのスイッチを踏むので、5本の手足を操る「脳」が必要です。昆虫の能力を借りることができれば、もっと余裕を持ってロボット手術が行えるのかもしれませんね。

米粒に名前を書く動画

コラム3

素早く確実に結紮するための「糸結び」各流派

外科医の基本スキル「糸結び」に、パターンAとB、そして「男結び（A→BまたはB→A）」と「女結び（A→AまたはB→B）」があることを説明しました。では、外科医はその結び目を1本の糸からどうやって繰り出すのでしょうか。国内外のいろいろな施設の手術を見学していると、そこにはいくつかの「流派」があるように思われます。ここではその3大流派（私なりの命名ですので医学用語ではありません。念のため）を紹介しますので、外科医でない読者の皆さんも紐とテープを使ってぜひトライしてみてください！（ブルーバックスのウェブサイト記事〈超高速「餅つき」ではないけれど…外科医の右手と左手が織りなす「糸結びの超絶技巧」がスゴすぎる！〉もあわせてご覧ください）

①ネジネジ流

キャンディーの包み紙を開けるように、結びたいところ（結紮点）の真上で「ネジネジ」っと指を動かして、パターンAまたはBを作る方法です。なお、すべての流派で通用するテクニックですが、最初の段階で左から出る糸を右手で、右から出る糸を左手で持つと、捻れのない結び目を簡単に作ることができます（糸結びの最後には右の糸を左に、左の糸を右に誘導する必要があるからです）。ネジネジ流のAパターンでは、まず左手でピストルの引き金を引くような形を作り、その中指から小指までで右から出る糸を持ちます。右手は、その向こう側で、左から出てくる糸を摑みましょう。次に、左右の糸でできた「輪っか」の中央で、左手の親指・人差し指でリングを作り、その2本の指に右手で持つ糸を渡します。そして、左手の親指を「輪っか」の下側を通すように、向こう側にネジっとすると……すでにパターンAの結び目ができかけています！　あとは、この糸の端っこを右手で持ち直して引っ張れば完成です（図3-16）。

今度は左手で持つ糸が奥になるように「輪っか」を作り、同じように中央で左手のリングを作ったら、パターンAで「ネジっ」とした形、つまり親指と人差し指が輪の向こう側にある形を先に作ってしまいます。そして、右手の糸をこれに摑ませ、今度は元の方向にネジっと戻せば……パターンBの完成です。

②金魚すくい流

金魚すくいのコツは、フィッシュたちに悟られることなく下からそっと「ポイ」を差し入

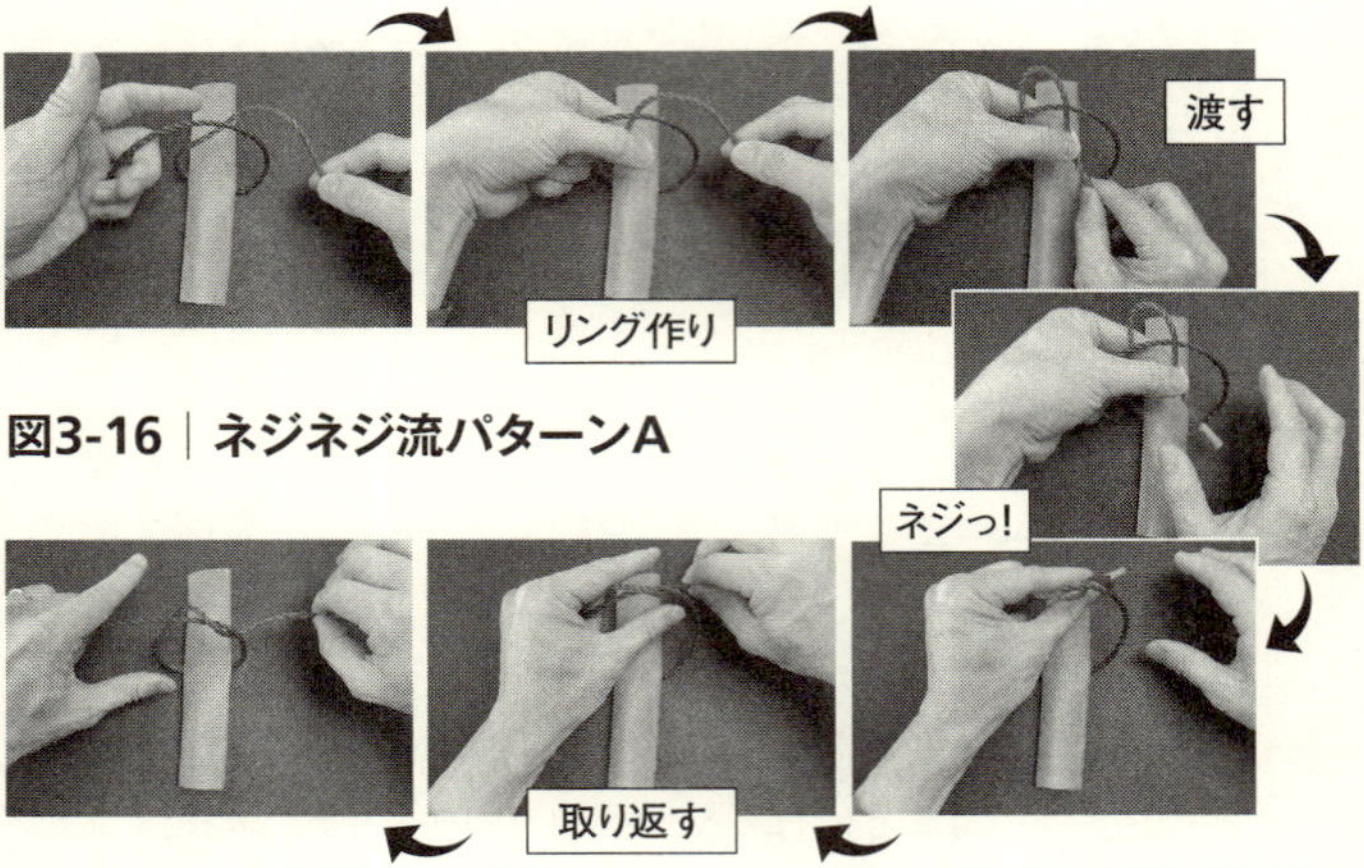

図3-16｜ネジネジ流パターンA

れ、縁に引っ掛けるようにすくい取ることですよね。これと似た動きで指を送ります。まず両手の親指と人差し指で糸を上から持ち、軽く「ＯＫサイン」を作ります。そして、左手だけ、手のひらが自分のほうを向くようにクルッと回転させてみてください。その時、左手で持っている糸の途中の部分が、薬指の外側に当たる形が最高です。そのまま、左手を右手の糸の下にそっと差し入れて、「右手の糸が、左手の人差し指と中指の間にある」ポジションを取ります。そうしたらいよいよ、左手の中指で、「左手の親指と人差し指で持っている糸」をすくい取り……隣の薬指との間で挟みます。そこでパッと左手の親指と人差し指を離すと、同じ糸を中指と薬指で持っていることになりますね。いわば糸の瞬

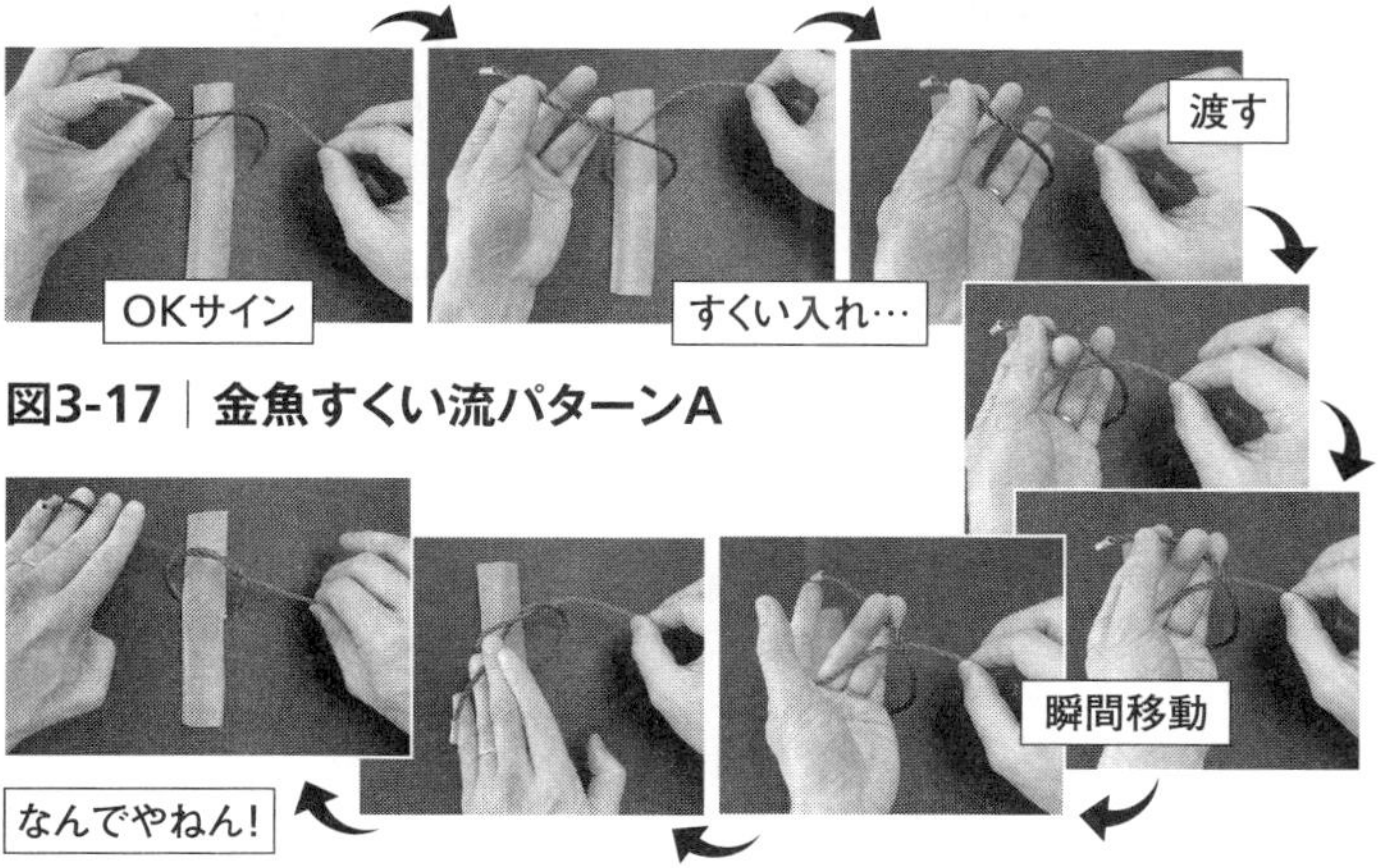

図3-17｜金魚すくい流パターンA

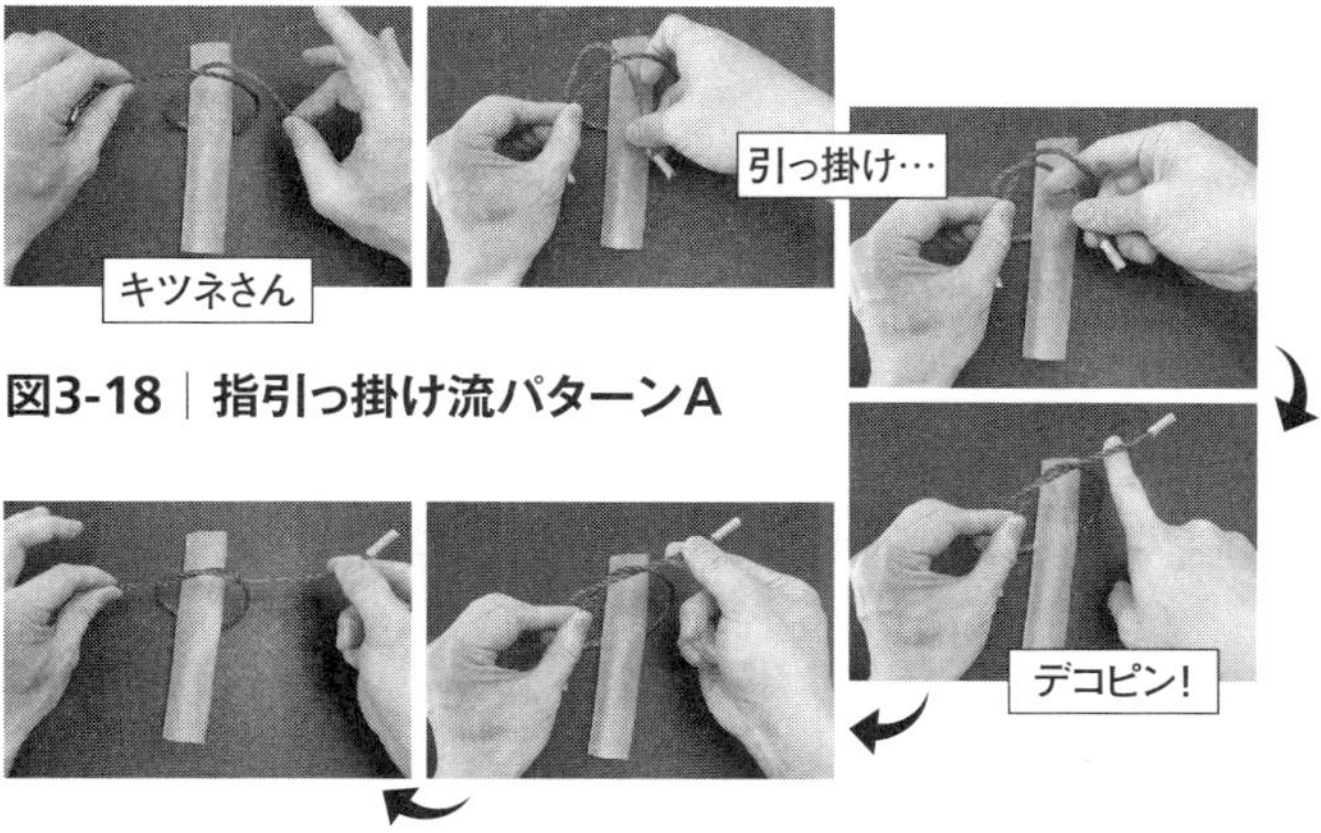

図3-18｜指引っ掛け流パターンA

間移動です。フィニッシュは、「なんでやねん！」と関西風のツッコミをする時のように手首を返すこと。すると、パターンAの完成です！（図3-17）この動作を左右反対に行えば、パターンBが作れることになります。

③指引っ掛け流

人差し指に最大限活躍してもらうのがこの流派です。まずパターンAを作る時、右手の糸を親指と中指とで持って「キツネさん」を作り、人差し指をフリーにしておきます。その自由な人差し指で、左手の糸を持ち上げるように「引っ掛け」、さらに自分（右手）が親指と中指とで持っている糸との間に入れ込みます。象の鼻のような自在な動作が求められますね。そうしたら、その人差し指をデコピン！的な方向に動かしつつ、右手の親指・中指の糸を離し、かつフリーになった糸にすかさず親指をあてがうと……ひょいっとパターンAが出来上がります！（図3-18）。もちろん、左手でキツネさんを作り、人差し指で自分（左手）が持つ糸を引っ掛ければパターンBも作れます。

実際の手術では、これらの方法を組み合わせて、最低2個の結び目を作ります。しかも、「素早く、かつ組織を1ミリも引っ張ることなく」です。この技術を習得するために、外科医は1本の糸で何十個も結び目を作る練習をします。若い外科医の参考になるように、キャリア25年の外科医の糸結び練習を動画で掲載しておきます。
皆さんも、ぜひ「30秒で40回以上」を目指して挑戦してみてください！

素早く糸を結ぶ動画

4章

技術編

その2——応用テクニック

「層」と「線」を見極めて手術を自在にデザインする——

「丁寧で几帳面（時に非効率的？）な性格」は日本人の特質とされていますが、手術にもその性格がよく表れることがあります。外科の世界では、「丁寧な手術」とは「解剖学的な体の構造（血管の走行や、膜と膜の重なり方）に沿って切開を進める（手術）」と定義できるでしょう。「几帳面さ」は、たとえば「残すべき血管の壁をツルツルにして、周りの組織をリンパ節ごと根こそぎ切除するような手術」に体現されています。

一方、合理性を重視する米国のがん手術はどうでしょうか。概して、「再発率や生存率が変わらないのであれば、余分な組織が付着した状態で血管を温存したほうが早くて安全だし、リンパ節郭清も転移の有無を診断できればそれで十分だろう」というポリシーのように思われます。

そのような米国の外科医から、日本の手術は尊敬と奇異の意味を込めて「スケルトニゼーション（skeletonization＝骸骨化）」と呼ばれることがあります。患者さんの体形や社会背景が違うので優劣は付けられないのですが、ここでは「日本式」手術のコンセプトと、それを実践する外科医に求められる「デザイン力」について解説します。

「剝離」のワザ——神様の「糊付け」を剝がせ！

まずは、消化器手術の理解に必要な解剖学的な構造を、ごく簡単に説明してみましょう。人間の腸は、基本的には口から肛門までつながる1本の「管」です。発生学的には「ウニ」と同じ仲間に分類されるとのこと……少し複雑な気持ちですね。

さてヒトでは、この腸管が腹膜で包まれて、大動脈から吊るされたカーテンのように広がっています。腸を養う血管は、このカーテン（腸間膜）の中を葉脈、あるいはトーナメント表のように走行して大動脈や大静脈と連続しています。胃や小腸、大腸だけでなく、肝臓や膵臓などの消化器も、同じ膜に包まれていると考えることができます。そして、発生の過程で、このカーテンが複雑に回転し、折りたたまれ、私たちの腹腔内にコンパクトに「収納」されているのです（**図4-1**）。まるで神様が設計したＩＣ回路ですね[15,16,17]。

膜と膜、あるいは腹壁と腸間膜が接した面は糊付けされる（癒合する）ので、一見するとその境界がどこか分かりません。しかし経験を積んだ外科医なら、膜が癒合してできた「目印」を見出し、そこをシュッと薄く切開することで、本来の膜と膜との境界面に入っていくことができます。この面は「シャバシャバの層」などと教わることもあるのですが、セロハンテープを剥がしたときのような、細かい繊維状あるいは泡状の組織でできており、まさに「シャバシャバ」と気持ちよく剥がしていくことができます。いわば、「神様の糊付け」を剥がす操作です。

「剥離」と呼ばれるこの重要な手技により、消化管や肝臓、膵臓を手術がしやすい位置まで持

図4-1｜血管は腸間膜に折りたたまれる

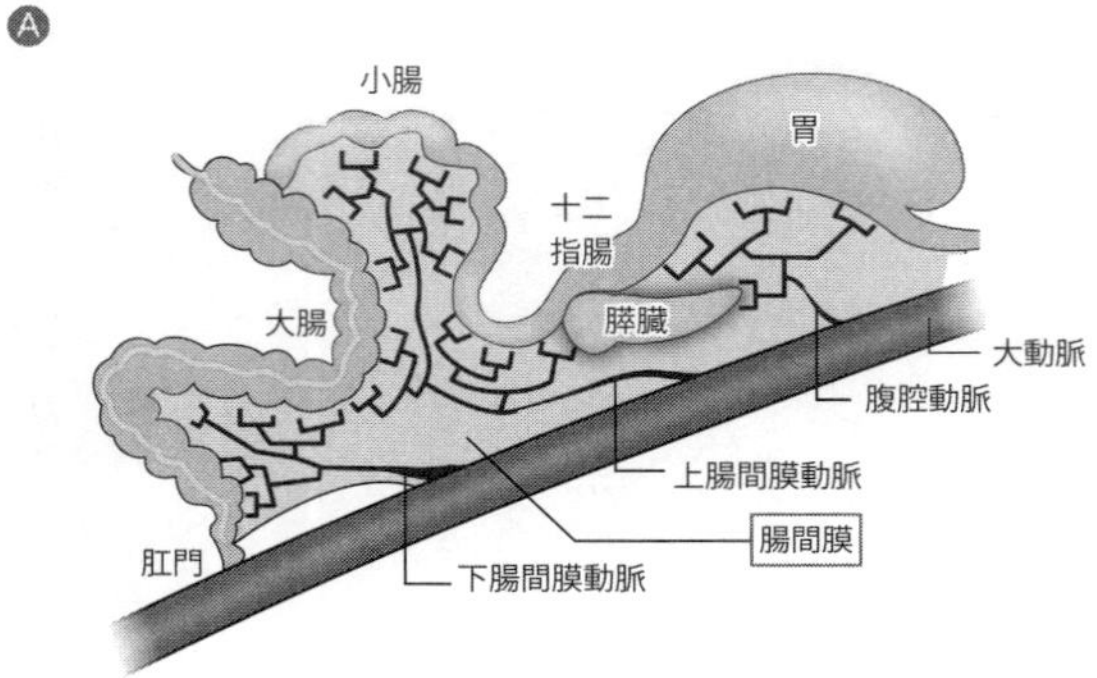

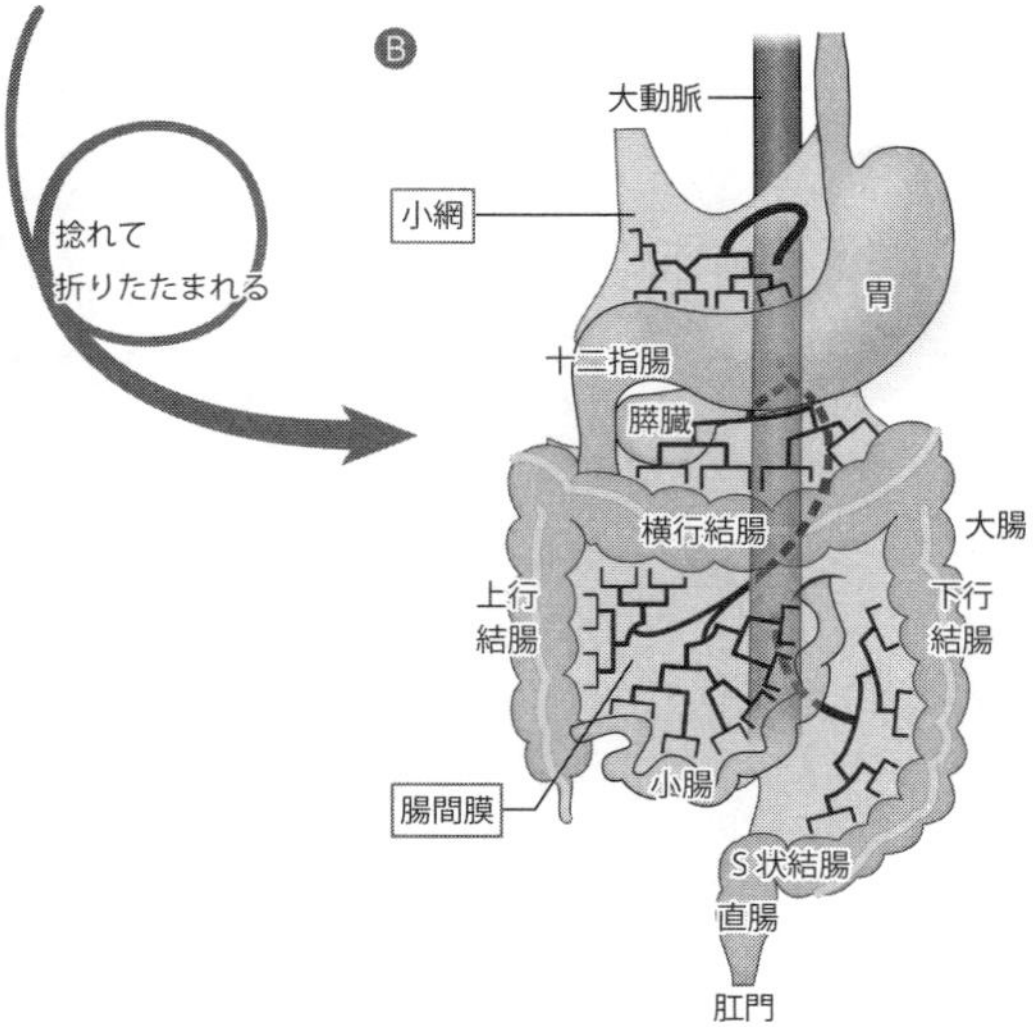

臓器に栄養を与える血管（図ではあえてトーナメント表のように描かれている）が、捻れて折りたたまれている

ち上げ、引き伸ばすことで、治療のために十分な範囲で病巣を切り取ることができるようになります。前述のとおり、臓器に出入りする動静脈は腸間膜の中を走行しているので、シャバシャバの層を間違えてカーテンに切り込まない限り、血管を傷つけて不要な出血をさせる心配もありません。「層」を意識すれば早くて出血が少ない「上手な手術」ができるようになる、と言われる所以です。

「層」に沿った手術は、がんの治りやすさも左右する

「膜」で区切られた、本来の解剖構造に沿った手術を行うメリットは出血を減らすことだけではありません。血管だけでなく「がん」も、発生してからしばらくの間はその臓器の領域内、つまり「膜で囲まれた内側の世界」で生きています。腹膜の厚さは0・1㎜ほどしかありませんが、がん細胞が進軍するにあたって、この国境の突破は結構大変なミッションのようです。病巣を膜に包まれた状態で、まるっと「生け捕り」にできるかという点は、がんを「根治」できるかどうかに関わってきます。

大腸癌の手術について、私なりの解釈を紹介します。日本では、腫瘍から流出するリンパ液の流路を破綻させ、がん細胞をこぼすことがないように、腸間膜を破らずに広く展開し、腫瘍近傍のリンパ節（D1）から最深部のリンパ節（D3）まで一括で切除する手術法（D3リン

図4-2｜日本と欧米「手術の流儀の違い」

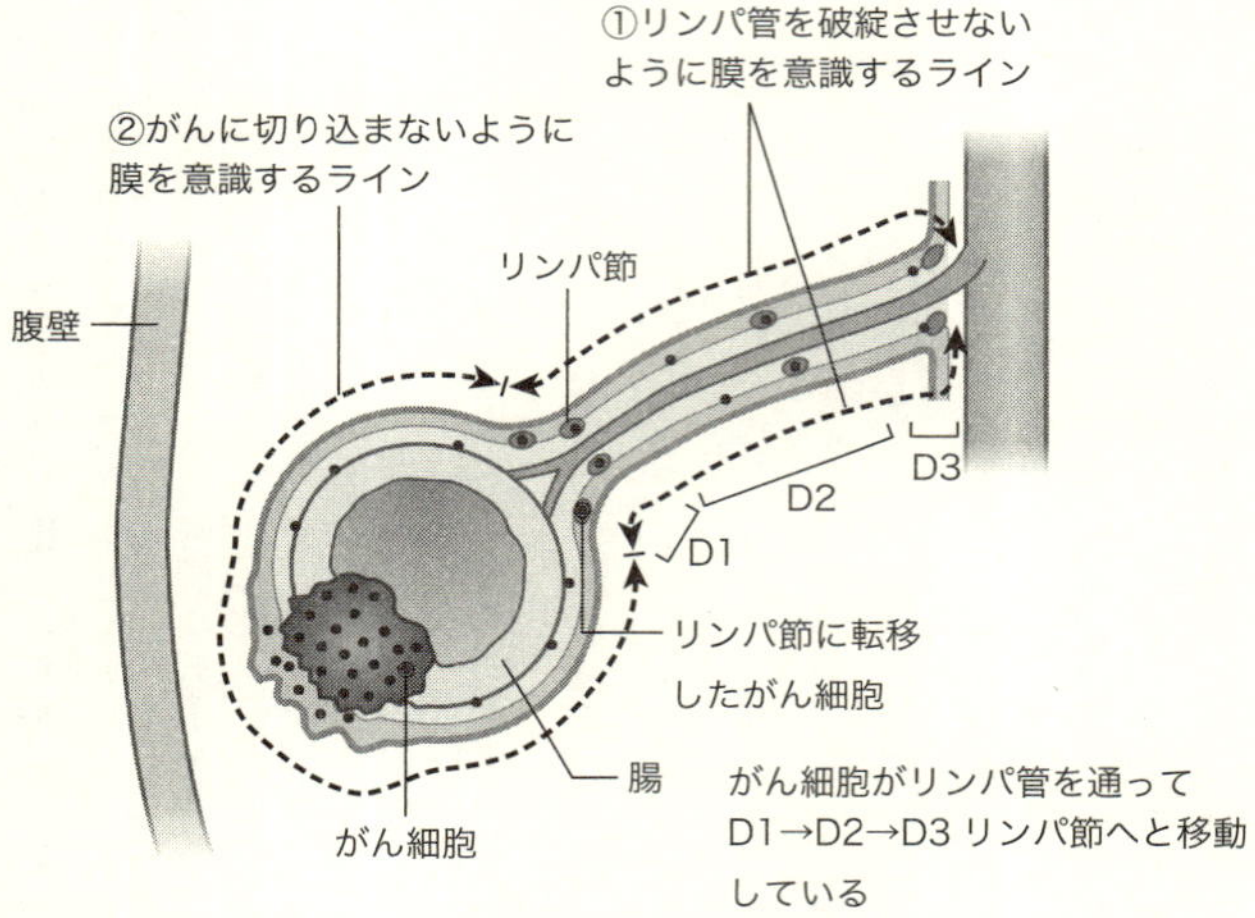

「骸骨化手術」を重視する日本と、「切りしろ」を重んじる西欧

パ節郭清）が発展してきました（図4-2の①のライン）。2017年に日本で報告された、進行大腸癌（ステージⅡ／Ⅲ）を対象としたランダム化比較試験（86ページ参照）では、この方針を採用すれば開腹手術でも腹腔鏡手術でも90％以上の5生率が得られる結果が示されました[18]。当初の見積もりより両者の成績が「良すぎた」ために、腹腔鏡手術（5生率91・8％）が開腹手術（90・4％）より優れることを統計学的に証明できなかった点は皮肉な結果ですが、血管とリンパ系を包む腸間膜に注目した「日本式手術」の質の高さを示す一つの金字塔と言えるでしょう。

本章の冒頭で、欧米の外科医は日本人ほど「骸骨化手術」にこだわっていないようだと紹介しましたが、決して「膜」に注目していないわけではありません。欧米では、リンパ流路とは少し異なり、「がんの本体から十分な切除マージン（切りしろ）を確保する（Circumferential resection margin: CRM）」という観点から、がんの本体を膜に包まれた状態で取り除く切除法が提唱されました（図4-2の②のライン）。全結腸間膜切除（complete mesocolic excision: CME）[19]あるいは直腸間膜全切除（total mesorectal excision: TME）[20]というコンセプトです。実際、結腸癌の手術でCMEが達成されないと、再発率が4年間で10％以上高くなってしまう点[21]、あるいは正しい層から1㎜がんに近寄ってしまうだけで再発の危険が4倍高くなってしまう点[22]が示されています。特に直腸癌の切除では、骨盤の奥深くで「糊付けを剥がす」必要があります。外科医の肉眼（開腹手術）で行うよりも、腹腔鏡やロボットのカメラで精緻に「層」を見極めたほうが「切りしろ」を確保できる（＝再発を減らせる）可能性があり、現在その効果が検証されています。

これらの研究は、着目点こそ少し異なりますが、「膜」と「層」の構造に従って手術を行う能力が「がんの治りやすさ」を向上させる可能性を端的に示しています。

図4-3｜リンパ節の「番地付け」

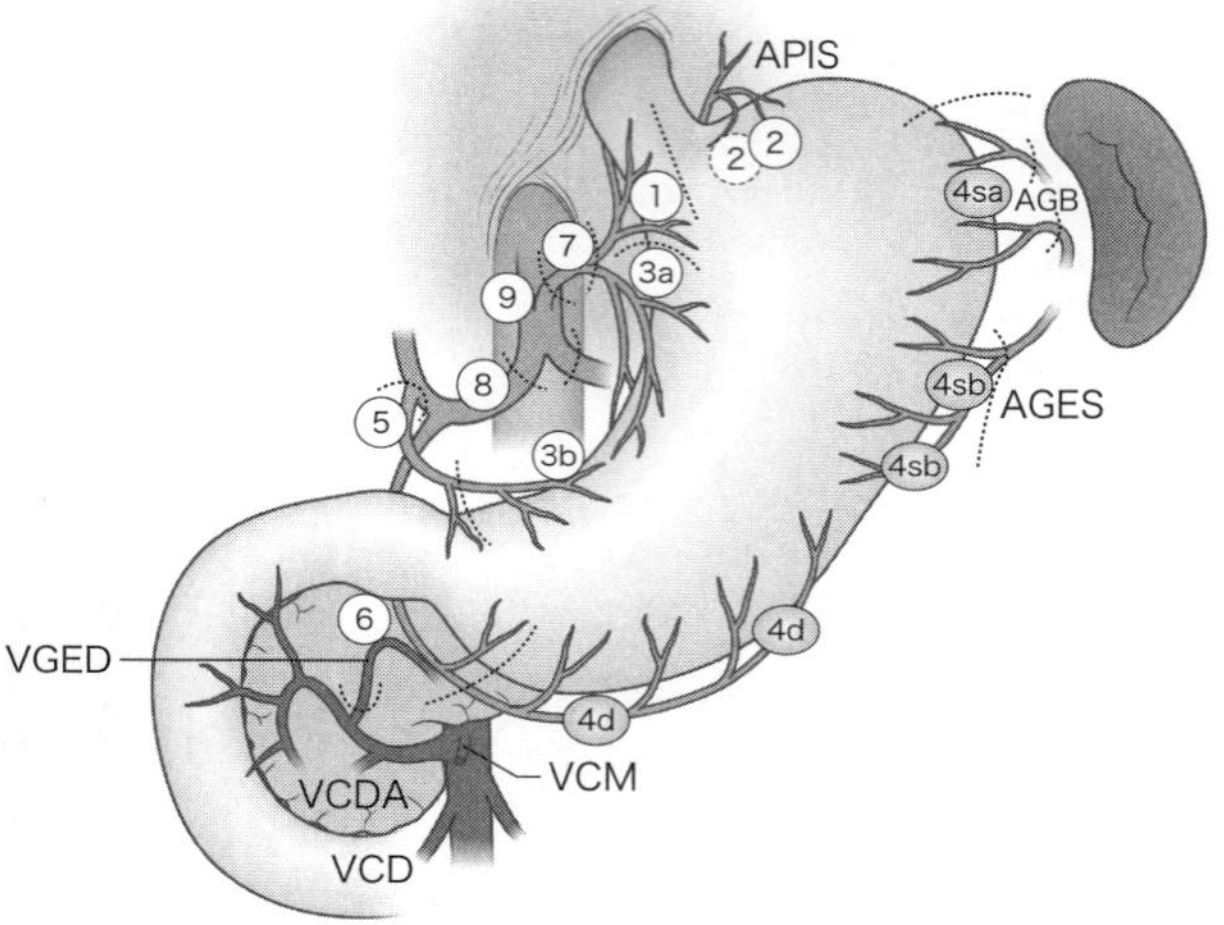

1962年の発表以後、現在も世界で通用している

現代の外科医を悩ませる「リンパ節郭清」のデザイン

がん本体から十分な「切りしろ」を確保する方針と、腸間膜ごと「リンパ節郭清」するコンセプト——膜と層を意識すれば「出来上がり」に大きな違いはない（なので両者とも成績が良い）のかもしれませんが、本当はどちらが重要なのでしょうか。特に日本では伝統的に「リンパ節郭清」が重視されてきましたが、これは結果的にがんの「切除マージン」を確保するのに寄与しただけで、転移リンパ節を一網打尽にすること自体が「がんの排除」に有効だったわけではない——そういう

可能性はないでしょうか？　読者の中には、そんな疑問が浮かんだ方がいるかもしれません。正直、私も手術をしながら思索する毎日です。

「リンパ節郭清」のルーツである、胃癌手術の歴史を辿ってみましょう[23,24]。

１８８１年にウィーン大学のテオドール・ビルロートが世界で初めてがんの幽門側胃切除術を成功させた時も、転移リンパ節が一緒に切除されています。当時の胃切除は術死率50％を超える超危険手術だったようですが……。その後、ビルロートの弟子たちが探求した「胃のリンパ流路」の概念を日本に輸入したのが、福岡医科大学（当時）の三宅速《はやり》先生です。三宅先生は１９２７年までの二十余年に何と１６７０件もの胃切除を行い、１０８人は術後3年間生存したと記録されています。１９５０年代には、癌研究会の梶谷鐶《たまき》先生を中心に、「リンパ節転移の可能性がある流路（「Ｄ２」と呼ばれる領域）はすべからく切除すべし」という「リンパ節郭清」の概念が確立されました。１９６２年に発刊された『胃癌取扱い規約』で定められたリンパ節の「番地付け」は、現在でも世界で通用する呼称となっています（図4-3）。

神のみぞ知る、どこまで切るかの「さじ加減」

さて、日本式の「Ｄ２リンパ節郭清」の効果を証明するには、前述したランダム化比較試験が必要です。１９８０年代に、胃癌手術のエキスパートである笹子《ささこ》三津留《みつる》先生（国立がんセンター、当時）はオランダに招聘され、現地の指導医に「D２リンパ節郭清」を習得させました。そのうえで、日本式の「D２郭清」と欧米式の「D１郭清（胃の近傍のリンパ節だけを取ってくる）」との比較試験が行われた結果――なんと、長期生存に関する「D２」の優位性は示されず、むしろ合併症（43％対25％）や在院死亡率（10％対４％）が多いだけ、という衝撃的な結果となったのです。[25]

ただし、その後の検証では、あり得ないほど高率な死亡率は現地の医師が「慣れない手術を行った」結果であり、この影響を排除して、より長期のデータを再評価すると「D２」のほうが「D１」よりも局所再発および胃癌関連死亡のリスクが低いことが判明しました。[26] 現在では、ヨーロッパのガイドラインでも、手術の安全性が担保される状況（専門施設で実施される、合併症の原因となる膵臓・脾臓の切除を行わない、など）であれば「D２リンパ節郭清」が推奨されています。

実際の臨床では、「正確にD２郭清を行った結果、病理検査で一つ手前のD１リンパ節に転移があったけれども、患者さんが無再発で5年以上元気に過ごしている。やっぱり少し先のリンパ節（D２）まできれいに切除した甲斐があった！　やったぜ!!」という体験をよくします。このような成功体験が「リンパ節郭清」のコンセプトを支える力になっている面がありますが、果たしてこれは真実でしょうか。ミクロのレベルではその先のリンパ節（D３）にも転移があったけれど、人間の免疫力や抗がん剤で駆逐されただけなのではないか？　だとしたら、実は「D1リンパ節」を取るだけでもこの患者さんは治癒したのではないか？　もっと言えば、理想的にはD1リンパ節すら「がん細胞が自分の免疫系と出会う場」としてあえて体内に残し、そこで免疫のスイッチを発動させるような新しい治療戦略を構築し、真の「がん根治」を目指すべきなのではないか——現時点では正解は「神のみぞ知る」領域であり、地上でもがく外科医の悩みは尽きません。

「さじ加減」という言葉は、「エビデンス」の対極にある現代のNGワードです。しかし、リンパ節郭清をどこまで徹底的に行うべきかについては、患者さんの年齢や全身状態、がんの種類と抗がん剤の効き具合などを考慮した絶妙な「さじ加減」が外科医に求められていると私は考えます。

肝臓とブロッコリーとパリ市街の共通点とは？

胃や大腸の専門外科医の中には、「肝臓は『肉の塊』みたいな臓器だから『層』がないよね（だから手術がつまらない！）」などと言う人がいます。いえいえ、外からは確かにひと塊に見える肝臓ですが、その内部は「肝区域」と呼ばれる、ブロッコリーの「房」のような血管構造の集合体です。その「房」と「房」との間、つまり正しい「層」あるいは「面」を見極めることができれば、肝臓だって出血を避けて「サクサク」と割っていくことができるのです。

話を分かりやすくするために、実際に野菜に登場してもらいましょう（図4-4）。ヒトの肝臓は向かって左側の大きいブロッコリー（肝右葉、全体の60～70％ほど）と、右側の小さいブロッコリー（肝左葉、30～40％）が茎の部分で連結している、と考えてください。右葉のほうが体の深部にあり、容量も大きいので切除が大変です。この「肝右葉切除」を1949年に世界で初めて成功させたのが、京都大学の本庄一夫《いちお》先生です。[27,28] 当初、日本語で論文発表されたため欧米では認知されていませんでしたが、日本からの学閥を越えた「リクエスト」により、今では外国でもしっかりと紹介されています。

ヒトの肝臓は、左右のブロッコリーを構成する計8個の「房」により番地分けされます。この解剖区分を提唱したのが、外科医でありながら摘出肝の鋳型標本を使った検討に心血を注いでいたフランス人のクイノー医師（Couinaud）です。その名を取ってクイノーの肝区域と呼ばれますが、彼は肝臓の構造にブロッコリーではなく愛するパリの街並みを見ていたようで、行政区の配置に倣って渦巻き状にセグメント1から8までの名前が付けられています（図4-5）。[29,30] では、クイノーの肝区域（つまりブロッコリーのひと房）を完全に切除するにはどうすればよいでしょうか？

ここにも、日本人外科医の多大な貢献があります。

図4-4

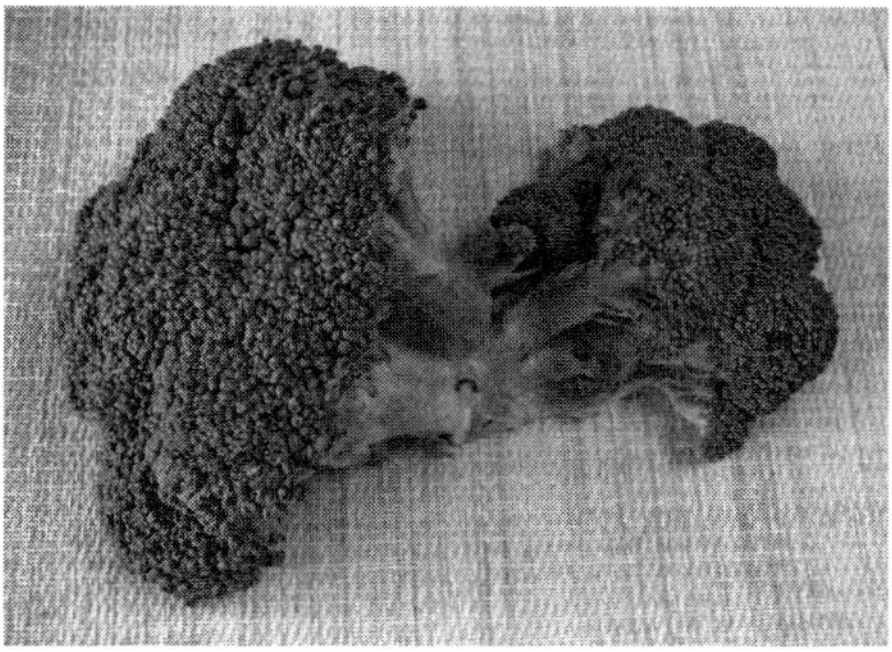

肝臓の構造は、茎で連結するブロッコリーに似ている

図4-5｜クイノーの肝区域

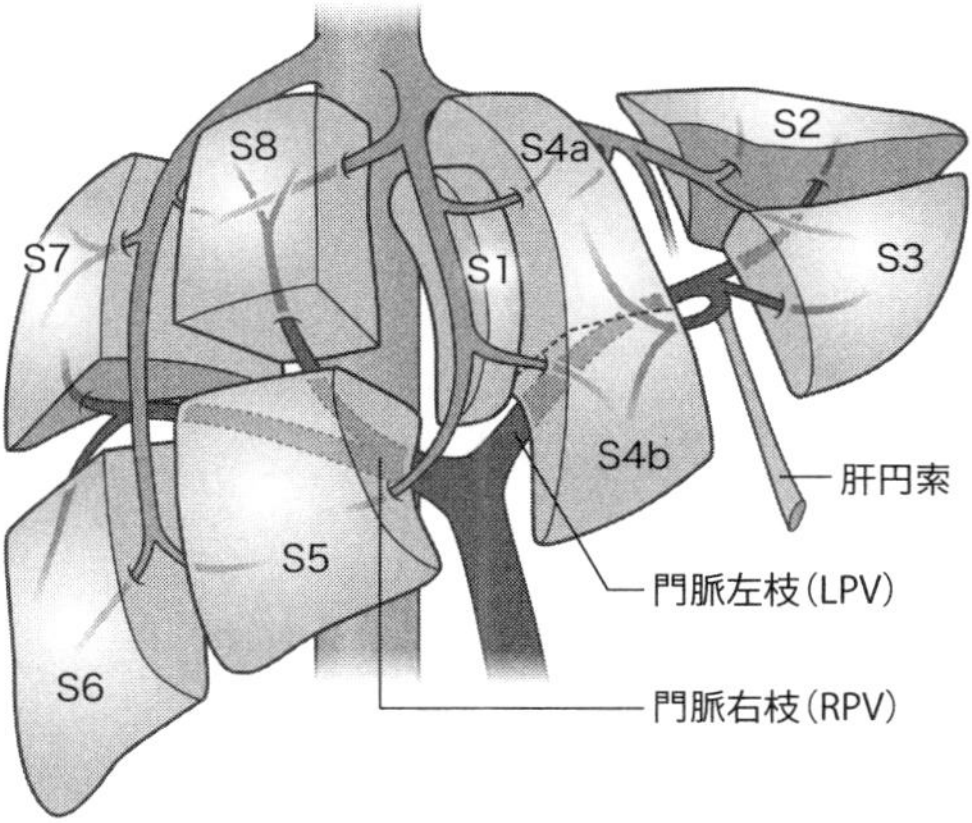

パリの街並みにちなんで8つの区域に分けられた

図4-6｜肝臓の色素染色法

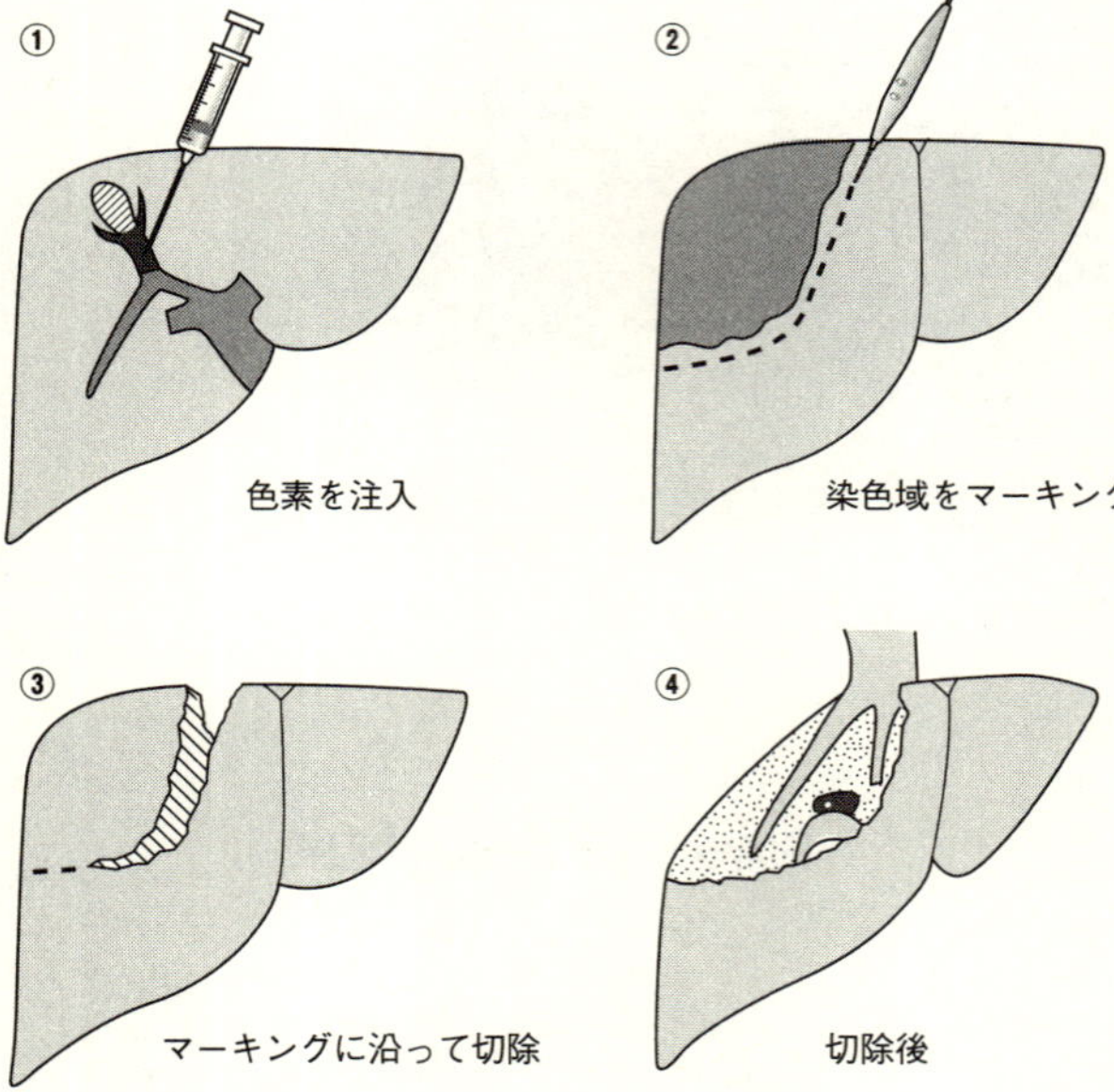

まず、幕内雅敏先生（国立がんセンター、当時）は、超音波を駆使して、腫瘍があるブロッコリーの根元の血管（門脈）を穿刺し、インジゴカルミンという色素を注入して肝区域の表面を青く染める技術（染色法）を開発しました（図4-6）[31]。一方、高崎健先生（東京女子医科大学、当時）は、ブロッコリーの根元の血管を先に縛ってしまい、虚血により黒っぽくなった領域を確認する、という方法を報告しています

図4-7｜幕内基準

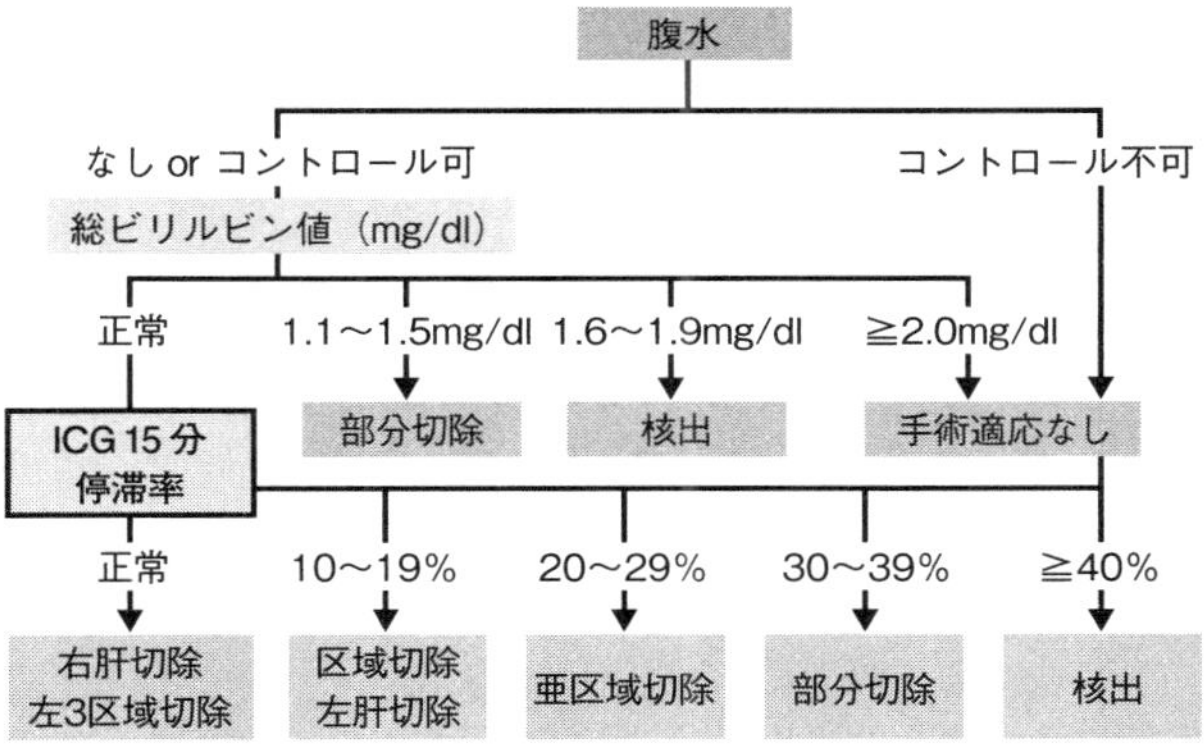

この基準に従って切除する範囲を正確に定めることができる

（グリソン一括処理[32]）。この、ブロッコリーの「ひと房取り（肝区域切除、亜区域切除）」は、肝切除の根治性と安全性を飛躍的に高めたと考えられますが[33,34]、それはなぜでしょうか？

一つは「がんの要素」です。肝癌は肝内の血管に沿って進展する性質があります。したがって、アイスクリームを掬うように腫瘍だけを切除するより、なるべく血管の「枝ぶり」ごと切除したほうが、潜在的ながんの取り残しを防ぐことができます。過去の報告でも、肝細胞癌に対する肝切除では、解剖学的な肝区域に従って切除したほうが、腫瘍だけを切除するよりも5生率が2倍近く優れていることが示されています[35]。

「だったら、全部の『房』、つまり肝臓を全摘してしまえばよいのでは？」と考える方もいるかもしれません。鋭いですね、確かに「肝移植（全摘出して新しい肝臓を植える）」をすればその戦略も可能です。実際に「がんの進行度は低いが、肝機能が悪すぎて治療ができない」という場合には肝移植が治療の一翼を担っています。

しかし肝切除では、生命維持に必要な肝臓を残さないと、若かりし頃に私が教わった言葉で表現するなら「タマ（がん）を取ってタマ（魂）を取られる」ことになりかねません。つまり、肝癌の治療では「肝機能の要素」と「がんの要素」とを両天秤にかけないといけません。ちなみに「どの程度の肝機能なら何％の肝臓を失っても安全か？」という基準を提唱したのも、染色法の幕内先生です。逆に言えば、この基準（幕内基準：図4-7[35]）の範囲内であれば、ランダムな位置や大きさで発生するがんに対して、自由自在に肝切除の「形」をデザインできる——これこそ肝切除の醍醐味です。

剥離のワザが通用しない難敵に立ち向かうには

手術には「膜」や「層」の理解が重要であることを説明してきました。ところが、人体解剖に従った剥離のテクニックをマスターした上級者でも、頭を抱えるシチュエーションがあります。最も一般的な敵は脂肪、つまり高度肥満の患者さんの手術です。脂肪が多いと、脂肪組織同士のくっつき（癒着）が起きますし、解剖どおりにうまく膜を剝がしても、さらに脂の海をかき分けて切るべき血管を探し出さなくてはいけません。「脂肪を養うための血管」も発達しているので、出血量も増えてしまいます。

次の難敵は「強い炎症」です。一度炎症が起きると、通常あるべき膜の構造が消失し、周囲の組織や臓器が強固にくっついてしまいます。たとえば、胆石に対する胆のう摘出術は通常「簡単な手術」に分類されますが、何週間も放置されて炎症がマックスになった胆のう炎の手術は、胆のうが周りの構造を巻き込んでカチカチに硬くなってしまうので、がんの切除より数倍も難しい場合があります。

また、過去に同じ場所の手術を受けている場合も癒着の原因となります。肝臓癌が再発すると2度目、3度目の肝切除を行うケースがありますが、この時はまず「癒着を剝がして臓器を元どおりの位置関係にする」という作業を行ってから、満を持して「肝切除」に着手します。癒着剝離には数時間、場合によっては肝臓を切っているよりも長い時間がかかることもありますが、根気よく「層」を見極めて剝離を進めれば――まるで遺跡の発掘のように――切除すべき肝臓を持ち上げて手の中に収めることができます。

そして、なによりも最強の敵は、1章で前述した「コンバージョン手術」かもしれません。重要な血管に浸潤しているため、いったんは「切除不能」と判断された進行がんが、強力な抗がん剤治療と放射線療法によって「切除可能」な範囲まで撤退することがあります。その場合、血管を取り囲んでいたがん細胞が死滅しても、「戦場」には硬い結合組織が残り、温存しなくてはいけない血管の壁とあたかも一体化したように強固に癒着してしまいます。見慣れた「層」や「膜」が完全に消失しているので、いつもの剝離ワザでは歯が立ちません。

このような時、安全性を最優先にして「やむなく撤退する（＝切除を断念し、他の治療法に期待する）」という選択肢も十分にあり得ます。しかし、執刀医が視覚と触覚、ＣＴや術中超音波、あるいは過去の経験から情報をかき集め、「ここが境界に違いない」と信じる部分を、慎重に、慎重に切り進めることで局面を打開できることがあります。

まさに、「自分自身で線を描く」デザイン力が必要な場面です。忍耐力と洞察力、そしてもちろん出血しても迅速・適切に修復できる対応力のすべてが求められます。このような困難な局面であっても安全に突破できるようになれば、外科のプロフェッショナルとして患者さんの健康に貢献できているという、自信と誇りを得ることができるでしょう。

達人が魅せる「一筆書き」の手術

さらに「達人」の域に到達すると、炎症や癒着が強い困難なシチュエーションでも、まるで何事もないように、淡々と一定のペースで手術を進めることができるようになります。助手の立場からすると、「今日は難しい手術だから帰りが遅くなる覚悟をしていたのに、気が付いた

図4-8｜一筆書きの技術

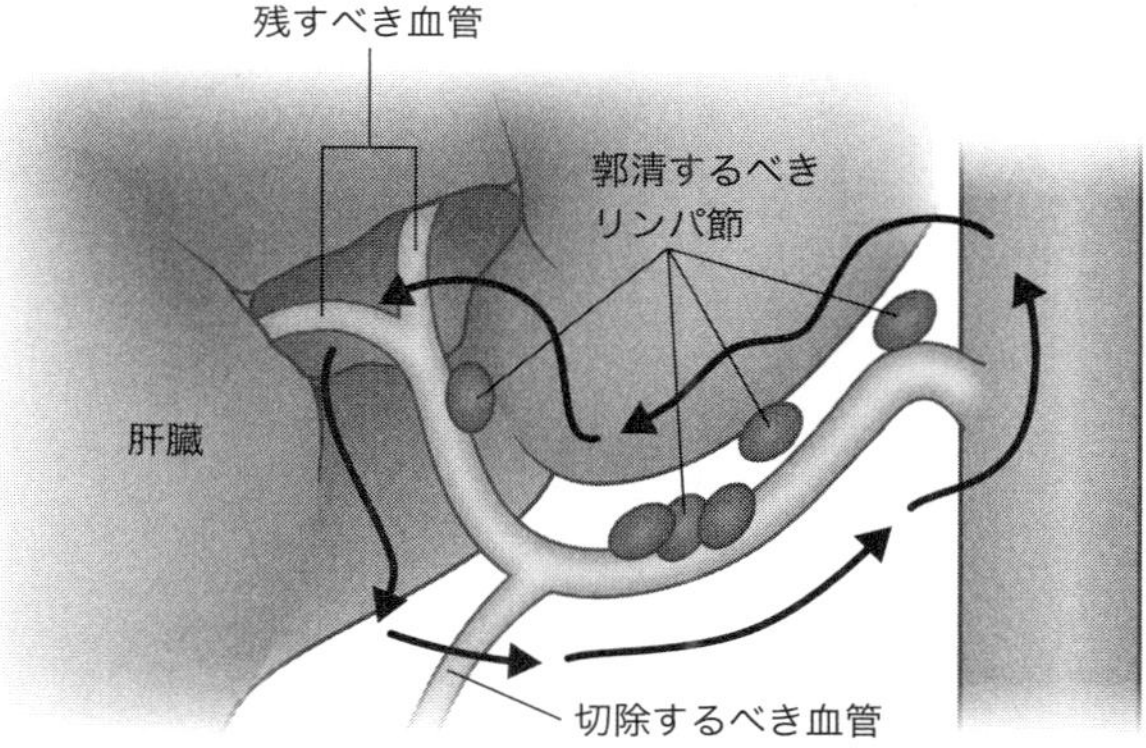

脂肪の奥に血管とリンパ節が埋まっている。「残すべき血管」を傷つけずに十分なリンパ節を郭清するため、膜の上に「目印」を設定、これを連続させる

ら標本が取れていたなあ」というイメージです。術者が全身全霊を込めている「熱い」手術に対して、このような一見「枯れた」、それでいて見事な手術をするには、どのくらいの修業期間が必要なのでしょう……まだ修業中の身分である私には想像できません。ですが、「達人」たちの手術を見ていていつも感じるのは、彼らは「一筆書き」で絵を描くように（手術を）進める、という事実です。

1章で述べたように、手術は「判断して切る、判断して切る、判断して……」という回路の繰り返しです。超早指しの将棋、とでも言いましょうか。ビギナーは、どこを切開してよいか判断に迷うので毎回の操作に時間がかかり、しかも判断が間違っている（ことも多い）ので「迷子」になったり、出血させたりするのです。一方、ＡＩ将棋のような全知全能の外科医が執刀するなら、ファーストタッチでどこを切開すべきか、深層学習に基づいて成功率の高い「１点」をミリ単位で定めることができるでしょう。さらに、次の点、その次の点と、「正解の点」を連続させて滑らかな線を描くに違いありません。

皆から尊敬を集める達人の手術も同じです。切除のラインは決してジグザグにならず、１ヵ所で深くなりすぎることもなく、全工程が滑らかな線でつながっていきます（図4-8）。時には、ＡＩが予想しないような「奇手」を打って手術を推し進めることもあります。この点では、ＡＩすら凌駕する将棋の八冠ホルダーのようですね。「上手な手術」と聞いてすぐ連想するのは手先のテクニックかもしれませんが、手術全体をデザインできる創造力こそ、外科医の能力を決定づける究極の「奥義」なのかもしれません。

チャンスはピンチ、ピンチはチャンス

集団行動、良く言えば「チームワーク」に優れているのも日本人の特質とされていますが、少なくとも私が駆け出しの頃の手術室は、執刀医というスタープレイヤーをメンバーが黙って引っ張る、尖ったピラミッド型の空間でした。そんな環境で育った私がパリに留学し、初日の手術で起きたエピソードを紹介します。

そこでは、天才外科医として知られる憧れのガイエ教授が腹腔鏡下で流れるような肝切除をしていました。ところが、その美しい手術の最中、彼が「切ってはいけない血管」にクリップをかけようとしているではないですか！　助手も見学者も何も言わないので、私が恐る恐る「それって間違った血管じゃないですか？」と指摘すると……彼は「そんなにハッキリとミスを指摘してくれたのは君が初めてだ！」と喜び、これがきっかけで私を信頼してくれるようになりました。上手く進んでいる手術にも必ず落とし穴があり、達人だって木から落ちることがあります。そして医療の場合、大ケガを被るのは患者さんです。チャンスがピンチに変わらないように、助手の医師や看護師を含め、「気づいたことは何でも・誰でも指摘できる」雰囲気を演出することも外科医が備えるべき能力だと考えます。

ピンチはチャンス——こちらは、発明や成功の転換点としてよく語られますね。手術室でも、「出血をコントロールするために別の場所を先に処理したら工程が大きく進展した」、「腹腔鏡を諦めて開腹手術に移行した結果、むしろ最適な範囲でがんを切除できた」という経験はしばしばあります。このような、難局を乗り切り好転させる推進力の源も「チームワーク」です。いかにスゴ腕の術者でも、忍耐強く場を展開する助手、糸や器具を素早く手渡す看護師、医療機器を適切にセッティングする臨床工学技士などのサポートがなければ、結局は「裸の王様」、ワザを披露できません。

「あの先生、手術は上手いけど理不尽に怖いから明日一緒に入りたくない……」などと同僚から囁かれるのは、(理不尽に怖くて手術も下手、よりはまだマシかもしれませんが) 職場としても、医療としても最低最悪です。そのようなキャラクターとして認知された場合、気づかぬ所で自分がいかに多くの情報と価値を失っているか、早く気づくべきです。

コラム4

「ブラック・ジャック」の脳内を再現する

私が研修医の頃、師匠である幕内雅敏先生の精緻な肝切除を見ていると、彼の眼には肝臓が透明に見えていて、中にある腫瘍や血管が脳内で3D構築されているのではないか、と感じました。先輩からは「CTの断面像から立体像をイメージすることが重要だ！」と教わり、手術前のプレゼンで提示するための臓器のイラストを、色鉛筆で何枚も描かされて……いや描かせて頂いていました。実際、この作業はとても良い脳トレ（トレーニング）となり、今でも手術に役立っています。CTの解像度が向上し画像処理技術が発達した現在は、「エキスパートの脳内イメージ」をボタン一つで立体構築し、バーチャル空間で皆とシェアすることができるようになっています。

画像データから血管を認識し3D構築する技術の基本は領域拡張法（region growing）です。CTなどの画像の画素値に、あらかじめ特定の条件を設定しておきます。そして「ある1点」を選択すると、その近傍にあって同じ条件を満たす点が連続し、一塊の領域として認識されていきます。具体的には、肝臓の中を走行する門脈の枝の「根元」をクリックすると、その末梢に伸びる「枝ぶり」が自動認識され立体像として描かれます。

ただし、人間がパラメーターを設定する現在の方法では血管の種類の識別に限界があり、門脈を肝静脈として誤認してしまう、などといったエラーが多く発生します。「自動でできるはずなのに、結局自分で修正しないといけないじゃん……」と嘆きながら、外科医が何時間もパソコンで作業していた時代もありました。ところが2010年代後半に深層学習が登場すると、膨大なデータから学習したルールに基づく血管抽出が可能となり、精度が飛躍的に向上しました。一方、AIを用いても「種類の識別」は完全ではないため、ソフトウェアを開発する各社で実用性能を向上させる競争が続いています。ここでは富士フイルムの独自技術と、これを用いた肝臓の3D画像を紹介します（カラー口絵⑤参照）。

肝臓外科医として素晴らしいと感じるのは、血管を立体構築できるだけでなく、肝臓を構成する「1区画（本章で言うところのブロッコリーのひと房）」の範囲と面積を正確に計算できることです（カラー口絵①参照）。これには、ボロノイ法、つまり「隣り合う門脈の芯線からの距離が互いに等距離になる面を算出し、支配領域の境界面として定める」というアルゴリズムが用いられています。

繰り返し述べますが、肝切除では「全体の何％の肝臓を手術後に残せるか」を正確に見積もることが成功の「キモ」です。かつてはコンピューターを用いた計算方法がなかったので、外科医はCTフィルムに紙を重ね、裏から光を当てて輪郭をトレースし、「自分が想像する」肝区域の境界に「えいやっ！」と線を引いていました。その面積を計算、さらに積算し、肝区域の容積を手作業で算出していたのです。さらに昔は、紙を切り取って重さを計っていたそうです。明らかに、CT画像を直接ワークステーションに投入して計算する現在の方法のほうが正確ですね。

この3D画像化技術は臨床データで効果が確認され[C12]、2012年には「肝切除手術における画像支援ナビゲーション」として保険適用になりました。

最新のソフトウェアでは、絶妙な質感で臓器が表現されるだけでなく、手術操作に伴う「変形」までシミュレーションできるようになってきています。手術前日の夜に外科医が自宅のパソコンで「仮想肝切除」を何度もトライ&エラーし、このイメージに基づいて実際の手術をする、という日がすぐそこまで来ています。そして、この技術の到達点はきっと「ロボットによる完全自動化手術」なのでしょう。術前の画像情報を、手術中に刻々と変わる臓器の状況とリアルタイムに一致させることができれば、「どこを切るべきか」機械が判断できるようになるからです。「AIは外科医を絶滅させないが、AIを使えない外科医は絶滅する」——そんな予言もありますが、果たして外科医の運命や如何に——。

5章

実践編

戦略・戦術・武器・技術……

これらがどうやって手術に集約しているのか、
実際の様子を覗いてみましょう

ここまで、「手術」という最強の治療カードを安全・有効に活用するために、何より手術前の「戦略」と手術中の「戦術」を練りに練る、脳内の作業が肝心だと強調してきました。同時に、イメージを手術室で具現化する、つまり「ミッション・コンプリート」するための武器やテクニックの一部も紹介しましたね。皆さんの体が、「外科医の脳と手」にトランスフォームし始めていれば嬉しいのですが……。

最終章「実践編」では、これらの要素がどうやって一つの手術に集約しているのか、具体的な手術の様子を覗いてみましょう。実際のカルテの筆致で、仮想的な症例の概要と手術記録（スケッチ付き）をプレゼンしていきます。細かい専門用語を理解する必要はありません。外科医の思考過程を「振り返り」を含めて率直に再現するので、そちらに注目してください。「スゴくてキワドい」外科治療の臨場感が伝わるでしょうか。

カルテ１：胆石症に対する腹腔鏡下胆囊摘出術

症例

49歳の女性。身長155㎝、体重65㎏。

主訴：食後の右側腹部痛。
現病歴：数ヵ月前から食後の右側腹部痛が続くため、近医を受診。超音波検査で胆のう内に径5㎜程度の結石が十数個描出され、胆のう結石症と診断された。
既往歴：特記すべきことなし。

・近医……かかりつけ医や、紹介元のクリニックの総称
・既往歴……過去に受けた手術や治療のこと。現在治療中の疾患を含む場合も多い

治療戦略

典型的な症状がある胆石症なので、腹腔鏡による胆のう摘出術（ラパコレ）の適応があるだろう。熱や黄疸が出ているわけではないので、緊急性はないな。痛みは続くかもしれないが、申し訳ないけど手術までは痛み止めで対応しよう。その間に、ＭＲＩで胆管の解剖と、胆のうより下流の総胆管に石が落ちていないかを確認しておこう。偶発がんの可能性もいちおう説明しておかないと。

・症状がある……胆のう結石があっても、症状がなければ手術をしないことが多い
・適応がある……「その治療や術式が医学的に妥当である」という意味でよく使われる
・解剖……生物の身体の一部（臓器や脈管）の位置、枝ぶりなどの確認を行うこと。必ずしも、切り刻む行

為を指すわけではない

・偶発がん……手術前にがんの所見がなくても、胆石で切除した胆のうを病理検査に出すと、1％前後の確率で偶然に微小ながんが診断されることがある

手術の戦術

炎症は強くなさそうだし、昔の手術の癒着も心配する必要がないので、開腹でなく腹腔鏡でいけるだろう。患者さんがそれでも「傷」のことを少し気にしているので、助手はいつもより細径の鉗子を使って、できるだけ整容性にも配慮しよう。

ＭＲＩで確認したところ総胆管には石がなかったので、手術前に内視鏡でクリーニングをする必要がなく、この点は良かった。一方、肝臓から出る胆管のうち1本が業界用語でいう「南回り」の経路を走っているので、胆のうを剥離する時に損傷しないように気を付けないと。蛍光胆道造影も使って確認しよう。手術中に胆のうを大きく動かすと、結石が総胆管に落ちて手術後に残ってしまうかもしれないから、これも要注意だ。

・細径の鉗子……よく使われる鉗子は径5㎜弱だが、体が小さい小児外科の手術や、特に傷を小さくしたい場合は径3㎜程度の鉗子を使うこともある

・内視鏡でクリーニング……胃カメラの技術を延長して、胆管内にワイヤーを挿入し、総胆管に落ちた結石

を内視鏡的に除去する治療法。総胆管に石がある場合、胆のう摘出術の前または術後に行う

・南回り……肝臓の後区域という領域から出る胆管は門脈や動脈の頭側、つまり胆のうから離れた場所を走行する「北回り」の頻度が高いが、日本人の約15％では血管の足側（南回り）の経路をとり、胆のうに近接する形になるので損傷に注意する必要がある

・蛍光胆道造影……手術前にICG（色素）を静注し、胆汁排泄されたICGが発する蛍光を近赤外カメラで撮影することで胆管の枝ぶりをリアルタイムに描出する技術（コラム2参照）

手術の記録

術式：腹腔鏡胆のう摘出術

手術時間：1時間15分

出血量：少量

●蛍光胆道造影を行うために、執刀前にICG1・25㎎を静注した。

●臍部に径12㎜のトロッカーを設置、カメラポートとした。気腹圧は8㎜H_2Oに設定。153ページの上図のように径5㎜（2ヵ所）、径3・5㎜（1ヵ所、助手用）のトロッカーを設置した。

●胆のうはやや緊満していたが、周囲の癒着は少なかった。助手に胆のうを把持・挙上さ

全体像

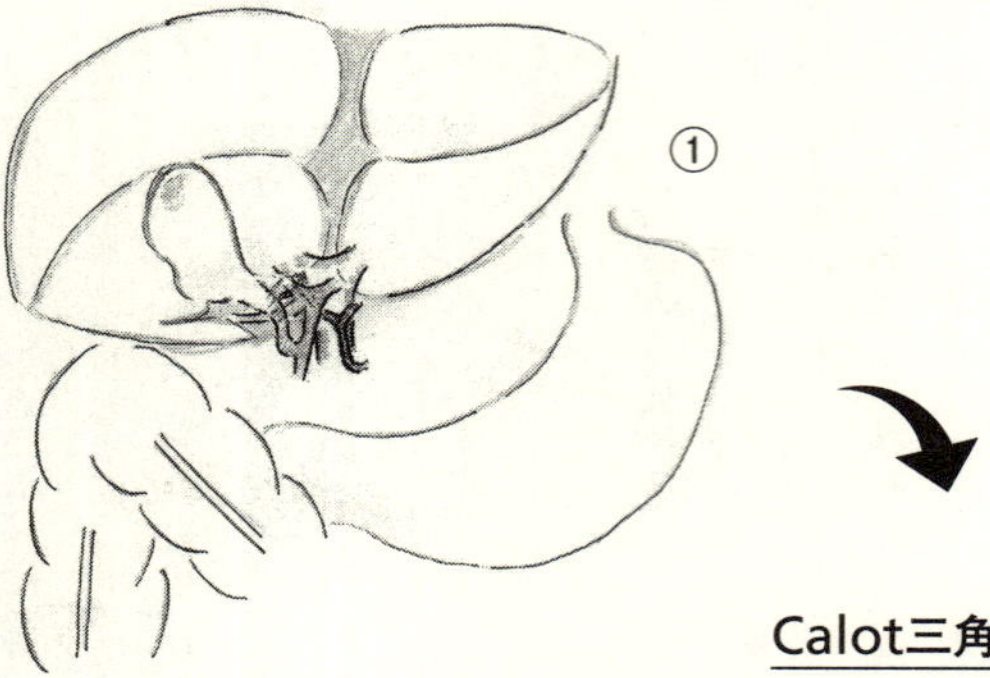

Calot三角の剥離

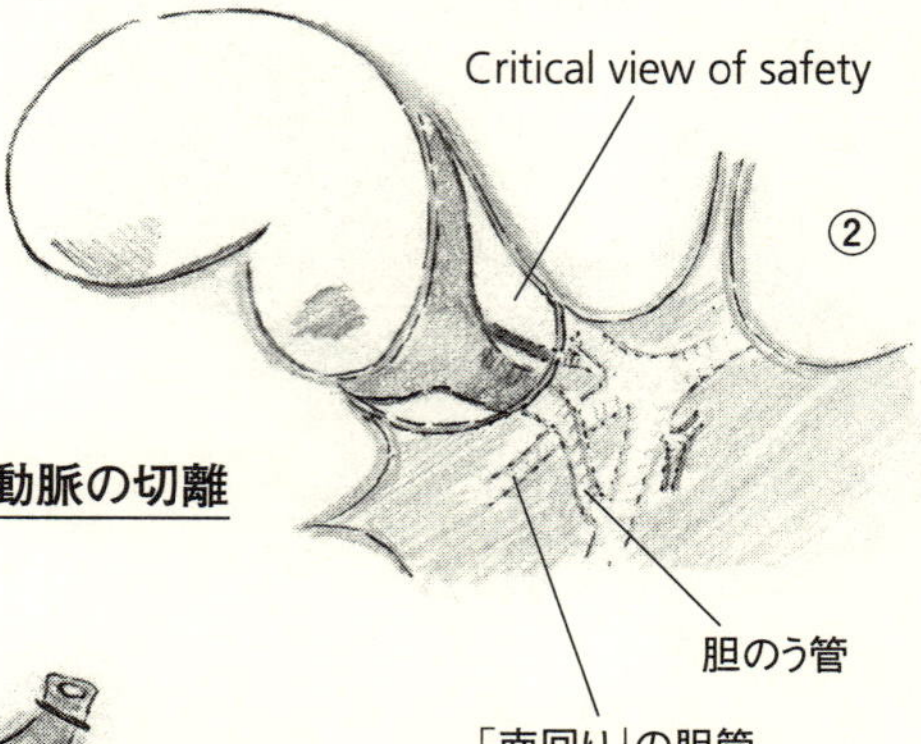

胆のう管、胆のう動脈の切離

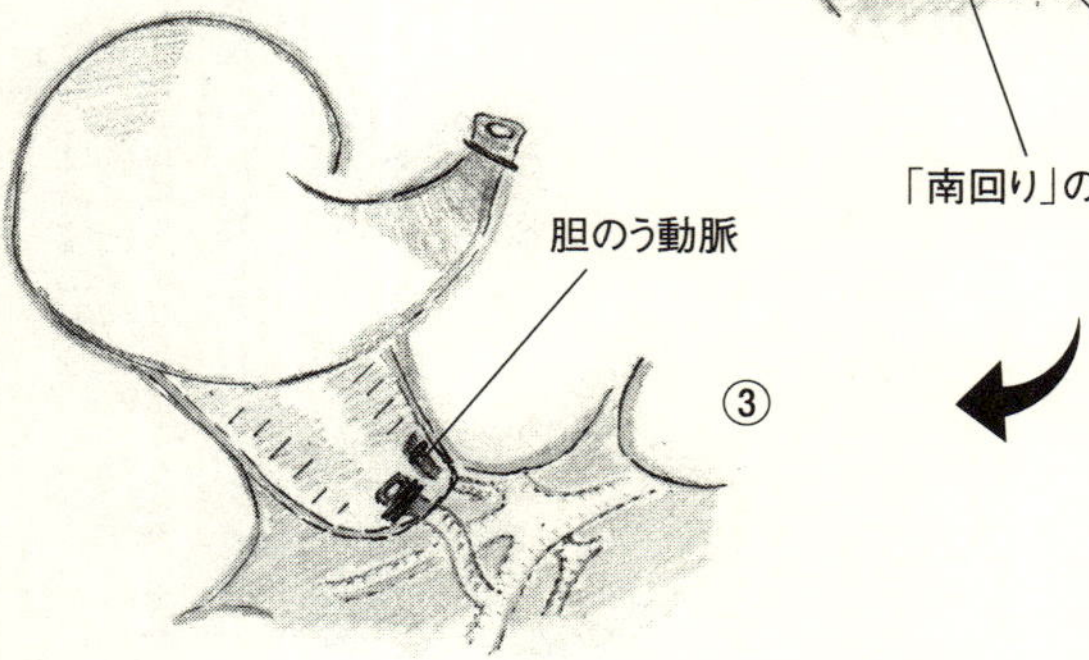

カルテ1｜胆石症に対する腹腔鏡下胆嚢摘出術

トロッカー配置

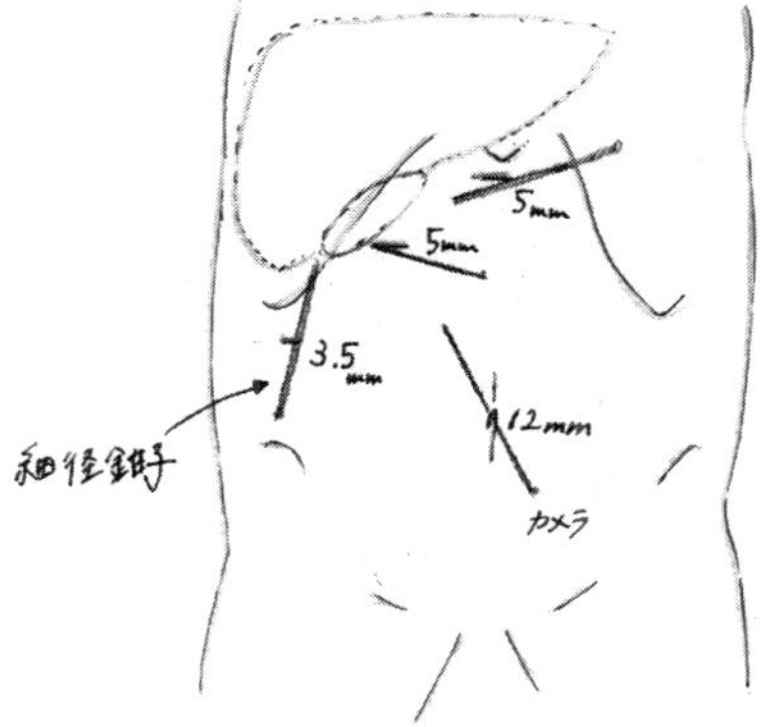

胆のう回収

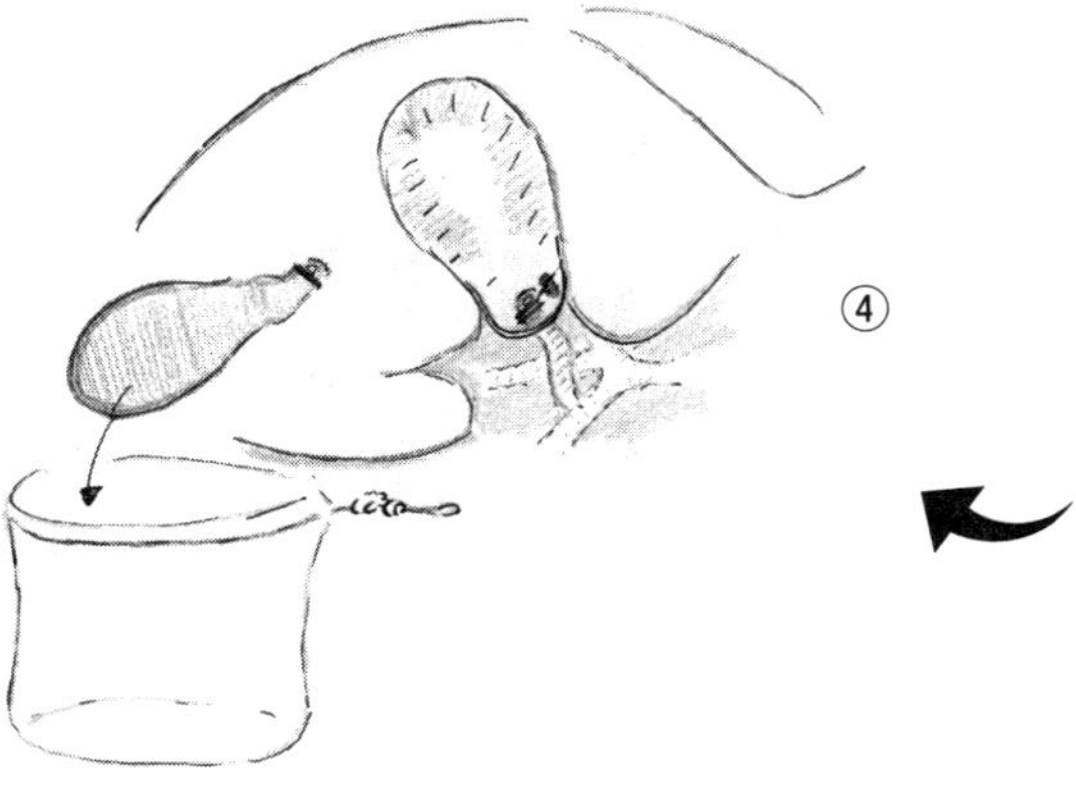

せ、主にハーモニックを用いてルビエール（Rouviere）溝より腹側でカロ（Calot）三角を剝離した。
●蛍光胆道造影では、総胆管だけでなく、胆のう頸部の背側を走行している「南回り」の胆管が描出された。これを損傷しないように気を付けて剝離を継続し、胆のう管と胆のう動脈を同定。胆のう頸部を肝臓との付着部から十分に剝離して、ＣＶＳ（Critical view of safety）を確認。
●念のため、再度、蛍光胆道造影を用いて総胆管の位置を確認、胆のう管に金属クリップを２発かけて切離。次に胆のう動脈も同様にクリップをかけてハーモニックで切離した。
●胆のうの剝離を進め、壁を破ることなく切除。回収用の袋に胆のうを収納、臍部の創から体外に取り出した。胆のうを開いて観察すると、15個ほどの結石に加えて、径５㎜のポリープが観察されたが、悪性の所見はなかったのでこのまま手術を終えることにした。
●胆のうの付着部を温生食（生理食塩水）で洗浄し、止血と、胆汁漏がないことを確認。ドレーンは留置せず。臍部の創の腹壁を０号バイクリルで縫合閉鎖。皮膚を４－０ＰＤＳによる埋没縫合で閉じて手術を終えた。

・ハーモニック……超音波凝固切開装置の一種
・ルビエール溝……肝臓にある溝状の「くびれ」。溝の底部に肝臓後区域の動脈と門脈、胆管が走行して

いるので、ラパコレ中に「ここに近づくと危険」という目印として使われている

・カロ三角……胆のう管と総肝管、肝臓または胆のう動脈を境界線とする三角形のこと。こちらも、胆のう摘出術の「目印」として用いられる

・CVS……「胆のう管と胆のう動脈だけが胆のうに連続している」ことを明瞭に示す視野（画面）のこと。当然のごとく、この視野が得られれば絶対に胆管損傷がないので、胆のう管を切る前に必ず確認することが米国で推奨され、日本でも目印として用いられている。ただし、筆者は「それはその通りだが、組織を剝離してこの視野に到達する過程にこそ、温存すべき胆管を傷つけてしまうリスクが潜んでいるのではないか？」と考え、胆管の走行を描出できる蛍光胆道造影の活用を訴えている

・バイクリル……合成性吸収糸（編糸）の一種

・PDS……モノフィラメント吸収糸の一種。4－0は糸の太さ

術後経過

●術後の採血で落石を疑う所見なし。患者は術後3日目に合併症もなく、無事退院となった。

●病理組織診断は、慢性胆のう炎とコレステロールポリープであった。

・コレステロールポリープ……胆汁中のコレステロールが胆のう粘膜に沈着して形成される良性の隆起性

振り返り

「ラパコレ」は、日本で年間3万件以上実施されている最もポピュラーな手術の一つです。難易度が低い手術に分類されますが、それでも「胆管損傷（温存すべき胆管が傷ついてしまうこと）」のリスクを忘れてはいけません。胆管損傷の発生率は日本では0・5％（2001年から2022年まで）[36]と低いですが手術の総数が多いので、発生件数は21年間で3900件を超えると報告されています。

胆管損傷が発生すると、その部位から胆汁が腹腔内に漏出するので、ドレナージなどの追加処置が必要になります。それればかりか、損傷部が狭くなってしまうと、肝機能が悪化して最悪の場合肝不全に陥る可能性もゼロではありません。したがって、手術前に胆管損傷のリスク要因を察知し、かつ手術中には「危険なエリアには決して近づかない」という意識を持つことが重要です。米国の学会では、「難しいラパコレは存在しない（＝難しいと感じた場合は、腹腔鏡で胆のうを全部摘出することに拘らず、開腹への変更や、途中で胆のうを切離して縫い閉じる『部分切除』を考慮すべし）」というメッセージが強調されていました。

今回の手術は、術前検査で「南回りの胆管」が見つかっていたため、手術中に「そのつもり」で対応できました。総胆管への結石の落下もなかったので、計画どおりの手術だったと言えるでしょう。患者さん自身は、同じラパコレを受けた他の方と比較できないので分からないでしょうが、もしかすると、「ふつうのラパコレより傷が少し小さい」ことを喜んでくれたかもしれません。併存していたポリープは良性でしたが、手術前には認識されていませんでした。やはり、胆摘を受けるすべての患者さんに、「未検出のポリープやがんの可能性」をあらかじめ説明しておくべきです。

なお、ラパコレは欧米では日帰り手術が一般的です。日本では、術後経過が良好でも数日間は入院していますが、今後は欧米スタイルに近づくかもしれません。

カルテ2：大腸癌肝転移に対する右肝切除術

症例

65歳の男性。身長175㎝、体重70㎏。

主訴：なし。

現病歴：2年前に、紹介元の病院でS状結腸癌に対して腹腔鏡手術を受けた（病期T3N0M0、ステージⅡ）。6ヵ月おきに受診している術後の診察で、腫瘍マーカーが上昇（CEAが正常値の約10倍まで）したため、造影CTを施行。肝内に10個の転移が診断された。PET検査では肝臓以外に転移はなかった。すぐに化学療法（FOLFOX＋Bev）が開始され、12コースが実施された。腫瘍マーカーは低下したが、造影CTで再評価をすると、腫瘍は縮小しているものの数は不変であった。

紹介元では化学療法の継続が提案されたが、患者の家族が手術の可能性に関するセカンドオピニオンを希望して当院を受診した。

既往歴：高血圧と高脂血症に対して内服加療中。また、ヘビースモーカーであり、肺気腫と診断されている。

・病期（T3N0M0、ステージⅡ）……規約に基づく大腸癌のステージ。Tは腫瘍本体の深達度、Nはリンパ節転移の数と範囲、Mは遠隔転移の有無
・FOLFOX＋Bev……オキサリプラチンをベースとした化学療法に、血管新生阻害薬（ベバシズマブ）を加えた抗がん剤治療のレジメン（メニュー）
・肺気腫……喫煙などが原因となって肺の構造が破壊され、吸った空気が肺にたまってしまい、うまく呼吸できなくなる疾患

治療戦略

大腸癌肝転移の治療戦略はシンプルだ。①肝転移が安全に切除できて、②肝臓以外に病巣がなければ（あるいは、あっても抗がん剤で制御されていれば）、転移の個数にかかわらず切除を検討するべきである。[37] この患者さんは、転移の個数が10個と多いので、まず化学療法を導入するのは妥当だ。しかし、化学療法が効いても、肝転移が完全に消失し根治するまでは期待しにくい。なぜ経過中に一度も肝切除が検討されなかったのだろう？

ただ、手術が推奨されるとは言ったものの、シンプルな肝切除では対応できないぞ。10個の腫瘍が肝右葉に7個、左葉に3個、まんべんなく散らばっている。「10個の腫瘍を10ヵ所の肝切除で取る」こともできなくはないが、そのうちの1個は右葉のグリソン鞘の根元に接してい

るので、右葉切除で7個を一網打尽にしたほうが良いかもしれない。幸い、左の3個は肝臓の表面にあるので、容易に切除できそうだ。

ＣＴから肝容積を計算すると、残存する左葉の肝臓が29％しかない。肝機能検査ではＩＣＧ15分停滞率が17％だったので、直ちに手術をすると肝不全に陥るリスクが高いだろう。ここは「門詰《もんづ》め」（術前門脈塞栓術の俗称）を行い、残肝の肥大と、化学療法による肝障害の回復を待ってから手術を行うのがベストだ。

もう一つの問題は肺気腫だ。まだ症状はないようだが、ＣＴで見るとかなり程度が悪く、このままでは安全に全身麻酔がかけられない。禁煙を守り、呼吸訓練を続けることが手術を受ける条件だろう。

・グリソン鞘……肝に供血する動脈と門脈、および肝臓で作られた胆汁を排泄する胆管の３つの脈管を包む鞘状の結合組織
・ＩＣＧ15分停滞率……「幕内基準」（４章参照）に従って肝切除の許容量を決定するための重要な検査指標。ＩＣＧは肝臓から胆汁に排泄されるので、これを静脈内注射し、15分後に血中に何％遺残しているかを計算する。この値が10％未満（正常）なら2/3を失う肝切除が可能、10〜20％未満で1/3を失う肝切除が……と推定できる
・術前門脈塞栓術……経皮的または手術的に、切除予定の肝臓に供血する門脈の枝を塞栓する。その結

果、残肝に向かう門脈血流が増加し、その容積が2週間で130％程度に肥大する。容積だけでなく、肝機能もシフトする（カラー口絵②および1章参照）

手術の戦術

セカンドオピニオンの結果、患者さんと家族がうちでの手術を希望して受診してくれた！まず「門詰め」をしたら、2週間後のCTで残肝が36％に増えてくれた。腫瘍も大きくなっていない。化学療法を中断したおかげで、肝機能も改善し、ICG15分停滞率も9・2％に下がった。よし、「幕内基準」に照らしても、今なら手術に行けそうや‼

残る問題は手術のアプローチだ。技術的には腹腔鏡手術も可能な術式だが……禁煙を守って呼吸機能が改善しているとはいえ、肺気腫の存在は無視できない。全身麻酔の時間が長くなると、それだけ手術後に呼吸器系のトラブルが発生する危険がかなり高くなるだろう。ここは、内視鏡手術でなく開腹手術を選択し、短時間に手術を終わらせる方針を第一に提案しよう。

手術では、まず肝左葉の深いところに本当にがんがないか、術中超音波検査でしっかり確認しないと。全部を取り切れないなら、リスクを冒して右葉切除をする意義がなくなってしまうから。右葉切除をする場合、右のグリソン鞘に接している腫瘍があるので、グリソン一括処理よりは脈管個別処理のほうが腫瘍からの距離を稼げるだろう。中肝静脈に接する腫瘍はないので、この点は安心して静脈を温存できそうだ。

・グリソン一括処理……グリソン鞘を根元でテーピングし、肝動脈と門脈、胆管をひとまとめにして切離する方法

・脈管個別処理……グリソン鞘から肝動脈と門脈を剝離して別々に切離し、最後に胆管を含む結合組織を切離する方法

・中肝静脈……ヒトの肝臓から出る血液は、右・中・左の3本の肝静脈にまとまり、下大静脈に注がれる。その名のとおり、中肝静脈は中央にあり、肝臓を右葉と左葉とに分ける「目印」にもなっている

手術記録

術式：肝右葉切除術、肝部分切除術（左葉4ヵ所）
手術時間：3時間45分
出血量：680㎖

●正中切開で開腹。腹腔内に播種《はしゅ》などの非切除因子なし。皮膚切開を右側に延長して逆L字型とした。

●肝臓の視触診では、左葉は柔らかく、肥大も良好であった。左葉の表面に、既知の3個に加えて新たに1個の腫瘍（径3㎜）が同定された。造影超音波検査では、左葉に上記以外の

腫瘍はなく、また右葉には術前診断どおり7個の腫瘍が確認された。以上から、予定どおり肝右葉切除と左葉の部分切除（4ヵ所）を行う方針とした。

●右肝動脈と門脈右枝を同定し、それぞれクランプテストの後に結紮・切離。

●ＩＣＧ１・２５㎎を静注し、血流のある肝左葉と虚血となった右葉との境界を蛍光イメージングで描出、電気メスでマーキングした（ネガティブ・ステイニング法）。

●右肝を完全に授動。右副腎を肝から剝離する際に組織が裂けて出血したが、Ｚ縫合で止血した。右肝静脈をテーピング。

●プリングル（Pringle）法を行い、ペアン破砕法で肝臓を離断。太い脈管は結紮し、それ以外は血管シーリングシステムで切離した。中肝静脈を目印にして肝実質の離断を進め、右肝静脈を自動縫合器（グレーカートリッジ、60㎜）で切離。最後に残る右肝管を、蛍光イメージングで左肝管が温存されていることを確認した後に切離し、肝右葉切除を完了した。肝離断面から滲出性の出血を認めたので、フィブリン糊を塗布して止血した。

●引き続き、左葉の部分切除を4ヵ所実施し、計11個の腫瘍をすべて切除した。

●腹腔内を温生食2ℓで洗浄し、止血と、胆汁漏がないことを確認。癒着防止材を肝十二指腸間膜と肝表面、創直下に貼付。予防的腹腔ドレーンを右葉の離断面に留置。層々に閉創。皮膚を埋没縫合で閉じて手術を終えた。

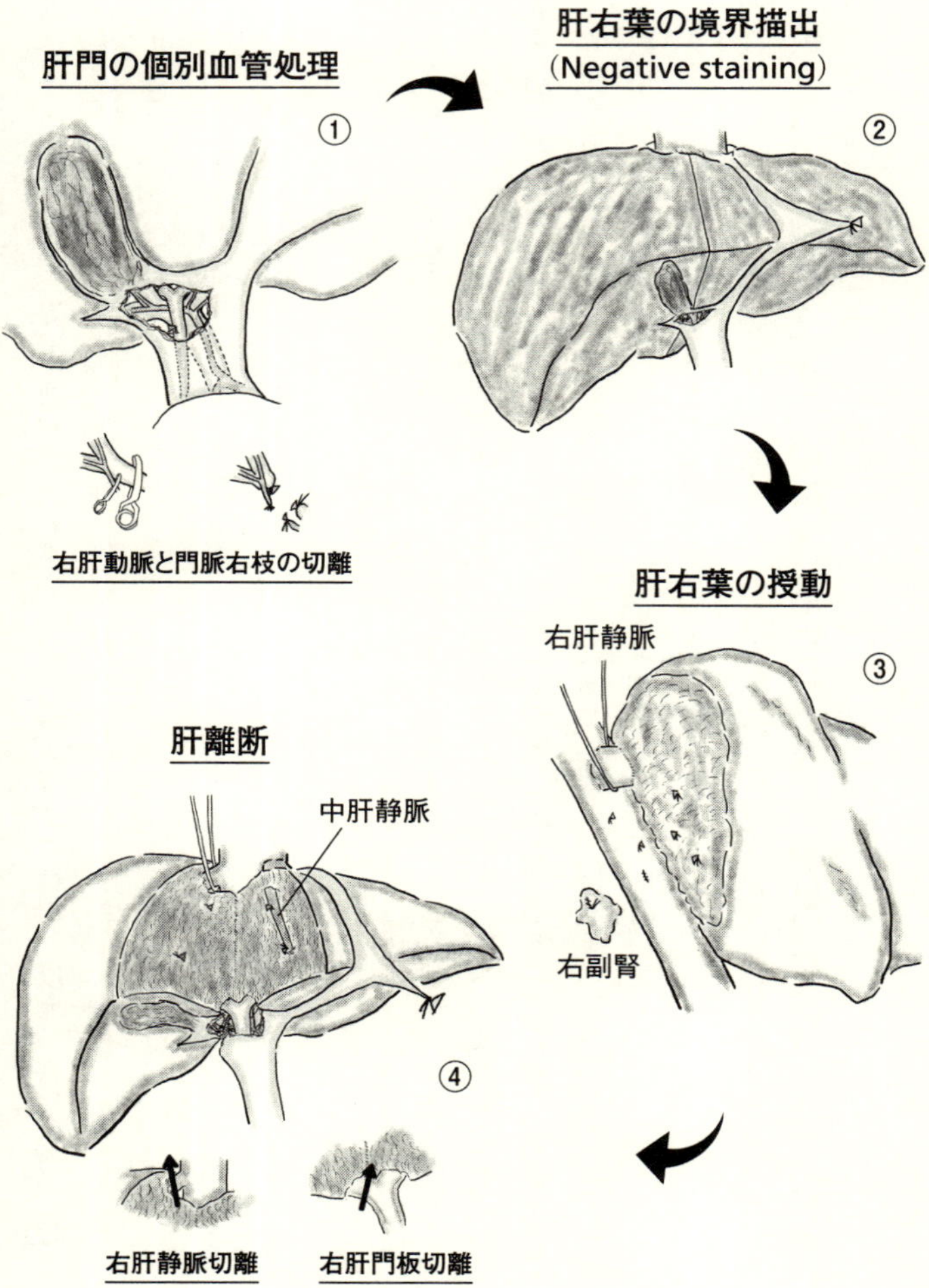
肝門の個別血管処理
①
右肝動脈と門脈右枝の切離
肝右葉の境界描出
（Negative staining）
②
肝右葉の授動
右肝静脈
③
右副腎
肝離断
中肝静脈
④
右肝静脈切離
右肝門板切離

カルテ2｜大腸癌肝転移に対する右肝切除術

全体像

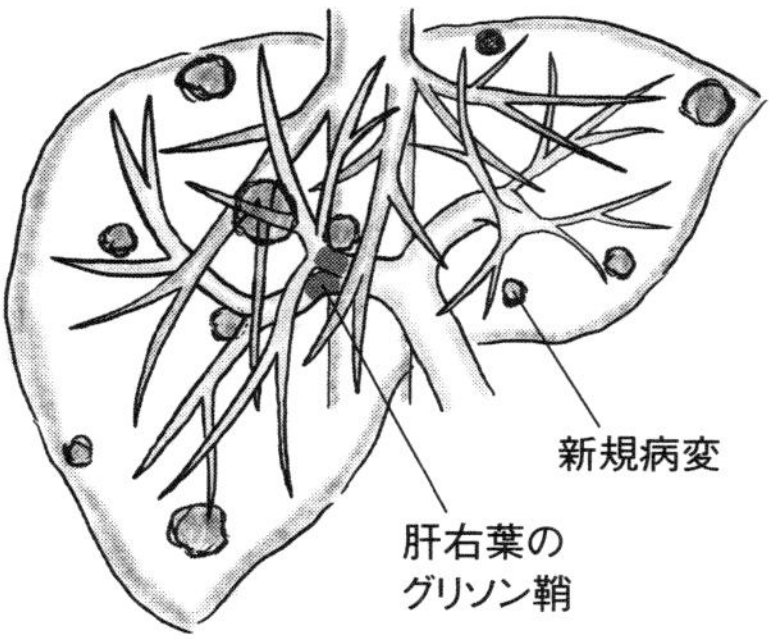

開腹

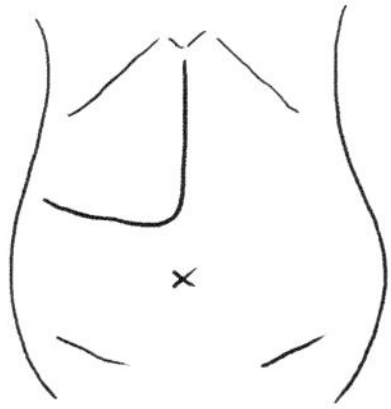

ドレーン挿入、閉腹

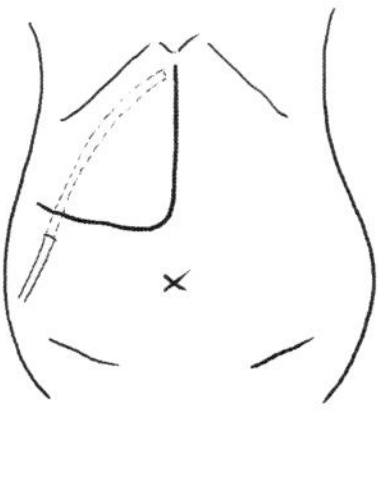

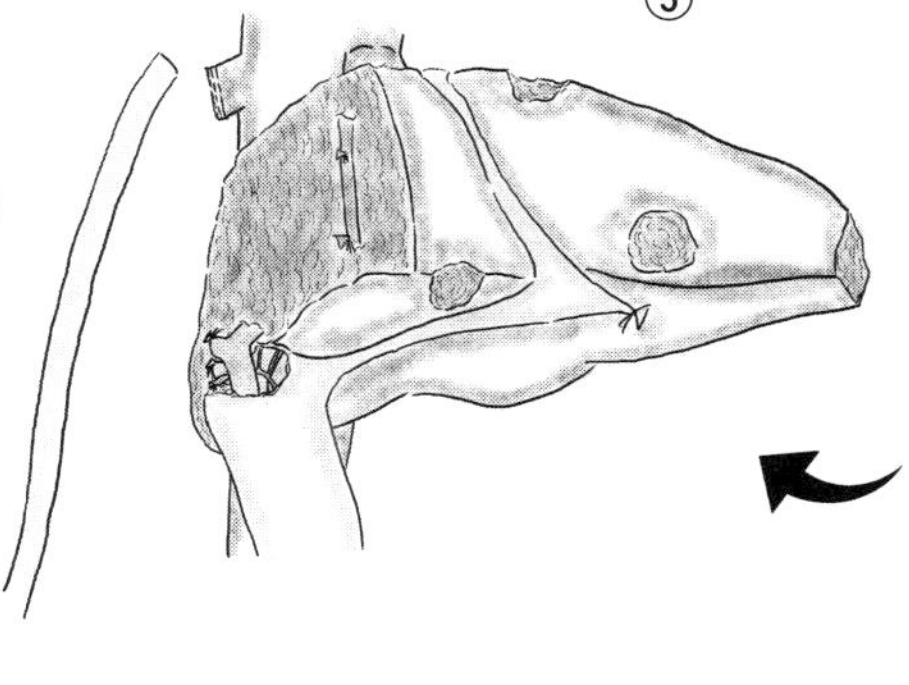

・クランプテスト……主要な動脈や門脈を切離する前に一度クランプ（器具で血管を挟んで血流を止める）して、温存すべき血管や臓器にきちんと血が流れているか確認する

・授動……臓器を腹壁に固定する間膜や靱帯を切離して「ブラブラ」にすること。まさに、対象となる臓器に「動きを授けて」手術をやり易くする

・プリングル法……肝実質を離断する前に、肝臓に流入する動脈血と門脈血を肝外（肝十二指腸間膜）で一時的に遮断し、出血の低減を図る方法。長時間継続すると肝臓が壊死してしまうため、15分の遮断と5分の開放を繰り返すことが多い。もともとは、肝外傷の出血を制御するための手技として1908年に報告された

・ペアン破砕法……肝臓を離断する方法。超音波破砕吸引装置を使用する肝臓外科医も多いが、私は「ペアン」という金属の鉗子で肝実質を優しく砕き、残った血管を順次処理していく古典的な方法を採用している。設備の乏しい施設でも「ペアン1本」あれば実施可能で、自由自在に肝離断をデザインでき、なにより「速い」からである。なお、1950年代には「指先」で肝臓を破砕する手技が報告され、実際に用いられていた

・自動縫合器（グレーカートリッジ、60㎜）……自動縫合器のステイプルが装填されたカートリッジは、ステイプルの高さ別に色分けされている。術者は組織の硬さや厚みを考慮して、適切なサイズのカートリッジを選択する

・フィブリン糊……輸血を原料とする止血剤
・胆汁漏……胆管の断端や肝の離断面から胆汁が腹腔内に漏れ出る合併症。3～8%程度に発生する
・層々に閉創……腹壁を横に切開すると、筋肉や腱膜の切離面が何層も出現する。これらを2～3回に分けて層ごとに縫合閉鎖すること

術後経過

●胆汁漏の所見がないため、腹腔ドレーンは術後3日目に抜去した。5日目に創部の発赤腫脹があり、鑷子で開放すると膿の排出を認めた。その後、創感染は自然に軽快し、術後11日目に退院となった。
●病理検査結果では術中所見と同じ11個の肝転移が診断された。いずれも切除マージンは陰性であった。また、腫瘍組織の30%ほどにがん細胞の残存ありと報告された。

・切除マージンは陰性……切除標本における肝の離断面にがん細胞が検出されない、ということ

振り返り

第一に、大腸癌では肝転移があっても（つまり「ステージⅣと宣告されても」）、完全に切除できればまだ根治の可能性が残されている点を強調したいです。手術管理の工夫と化学療法の

進歩により、肝切除が実施できる範囲はかなり拡大しています。しかしこのメッセージを、地域で大腸癌の診療にあたる先生方にまだ十分にお伝えできていないのが現状です。「経験のある肝臓外科医が診察すれば治療できるチャンスがある」患者さんに対し、肝切除が一度も検討されることなく抗がん剤が継続されるのは大変残念なことです。今回の患者さんは、ご家族がインターネットで情報収集したおかげで、抗がん剤を中断し手術を受ける道が拓けました。

手術は、ヒトの肝臓が持つ「再生能」を活用して、安全に実施することができました。右葉か左葉のいずれかに集中して肝転移が存在する時に、今回のように片方をまとめて取るのか、一つ一つピックアップするように切除して肝臓の量をなるべく多く残すべきか、多くの議論があります。大きな傾向としては、欧米では手術手技がシンプルな前者が、日本では「たくさん肝臓が残れば、再発した時にもう一度切除できる可能性が高くなる」という考えに基づき後者が好まれています。[38] 日本人である私も本来は後者のポリシーですが、この患者さんは右葉のグリソン鞘の根元に接する腫瘍があったため、あえて欧米的な方針を採用しました。将来、「どの部位に再発が起きるのか」を正確に言い当てるＡＩ技術が登場すれば、個々の患者さんに「正解」となるアプローチを選択できるようになるかもしれません。

手術は作戦どおりに上手くいきましたが、果たして私たちはこの患者さんの快復に本当に貢献できたのでしょうか？　海外のデータベース研究では、大腸癌肝転移が10個以上あっても、切除マージンが陰性であれば、5年生存率は69％、つまり10名中7名は手術後5年間「ご存命である」と期待できます[39]。一方、この程度の腫瘍量がある患者さんの術後再発率は70％以上、とも推定されます[40]。矛盾しているように見えるかもしれませんが、「再発のリスクは高いが、もし再発しても、その時に再手術を含む根治的な治療ができれば長生きできる」ということです。

今回の手術も、1〜2年後に「12個目」の肝転移が顕在化する可能性がありますが、その時には再切除で「残党を駆逐する」ことができるかもしれません。将来の2回目の肝切除がなるべく容易に行えるように、癒着の原因となる胆汁漏の防止に努め、また癒着を予防する医療材料を活用した、という背景があります。

カルテ３：肝細胞癌に対するロボット支援肝Ｓ８切除術

症例

85歳の女性。身長160㎝、体重55㎏。

独居で生活している。

主訴：心窩《しんかぶ》部痛。

現病歴：数ヵ月前から食後の心窩部痛があり、かかりつけのクリニックを受診。上部消化管内視鏡検査で異常はなく、症状も治まったが、腹部超音波検査で肝Ｓ８の表面近くに径４㎝大の腫瘤が発見された。腹部造影ＣＴ検査を実施したところ、同部位に単純写真で低吸収、動脈相で高吸収、門脈相で周囲より低吸収となる腫瘍が描出された。血液検査では、ＡＦＰとPIVKA-Ⅱが高値であった。肝機能はChild-Pugh分類Ａ（５点）と正常であったが、血小板数がやや低かった。経皮的肝生検（針生検）を行い、病理検査で肝細胞癌の診断がついたため、手術目的で当科紹介となった。

既往歴：C型慢性肝炎（ウイルスによる炎症）に対し、同じクリニックで抗ウイルス療法を受けていた（ウイルスが陰性化したため、この5年間は診察を受けず）。胃癌に対して20年前に

開腹の胃切除術を受けている。

・心窩部……「みぞおち」のあたり
・肝S8……クイノーの定義に基づいて8個の「房」に分けられる肝臓の1区画。通常は最も頭側に位置している（133ページ 図4‐5参照）
・AFPとPIVKA-Ⅱ……肝細胞癌で上昇する血中の腫瘍マーカー
・Child-Pugh分類……「チャイルド分類」と呼ばれる肝機能の指標。肝性脳症と腹水の有無、血清ビリルビン値とアルブミン値、およびプロトロンビン時間（凝固能）の5項目で判定する。Grade A（5点から6点）が最も良好

治療戦略

Ｃ型肝炎では、ウイルスが陰性化しても発がんのリスクは消えないので、もし定期的な超音波検査を続けていたら、もう少し小さな段階で診断できたかもしれないな……。ふつうは、このサイズの肝腫瘍で症状は出ないので、今回は「たまたま」出現した心窩部痛のおかげで偶然見つかったのだろう。根治治療できるうちに診断できてラッキーだった、と考えよう！　しかし、ＣＴ所見と腫瘍マーカーで肝細胞癌の診断はほぼ確実なので、がん細胞を播種する危険がある針生検まではしなくてもよかったのに……。胃癌の肝転移を否定したかったのかもしれな

いが、20年前の手術だからその可能性はほぼゼロなのになぁ。

肝細胞癌の根治治療は肝切除かラジオ波焼灼療法（RFA）だが、今回は腫瘍が3㎝を超えている。RFAでは腫瘍全体を焼灼するのが難しく、「診療ガイドライン」に従っても肝切除が第一選択の治療法となるだろう。肝機能は、血小板数が低めな点は肝臓の線維化が進んでいることを示すが、この位置・大きさであれば、手術後の肝機能を落とさずに肝切除ができそうだ。ご高齢だが、お一人で日常生活ができているので手術のダメージにも耐えられるだろう。

ただ、ご本人が手術を希望しないかもしれないので、根治度は劣るが体への負担が少ない肝動脈化学塞栓療法（TACE）も次善の策として提案しよう。

・ラジオ波焼灼療法（RFA）……体外から長い電極針を腫瘍に刺入し、ラジオ波電流を流して熱を発生させ、がん細胞を凝固壊死させる治療
・肝臓の線維化……肝臓の慢性的な損傷や炎症が継続することで発生する瘢痕《はんこん》化のこと。線維化とともに肝機能は低下していく
・肝動脈化学塞栓療法（TACE）……腫瘍を栄養する肝動脈に細いカテーテルを進め、そこから抗がん剤を注入するとともに血管を塞栓して「兵糧攻め」にする治療

手術の戦術

患者さんが手術を希望したのでＩＣＧ15分停滞率検査を行ったところ18％であった。一方、3Ｄシミュレーションで計算した切除肝の容量は全体の15％であり、「幕内基準」からは肝Ｓ8の亜区域切除が可能である。肝細胞癌なので、腫瘍だけを「くり抜く」よりも、がんのあるＳ8の領域全体を切除したほうが、潜在的ながん細胞の取り残しを防げるだろう。ただそれはあくまで理論的な話。実際は、85歳という年齢も直視しなくてはいけないな。「原理原則」を追求して、Ｓ8の領域を完璧に切除することにこだわりすぎると、出血量と手術時間が増えて、患者さんに不要のダメージを加えてしまう危険がある。

手術アプローチについては、開腹でなく低侵襲手術が実施できれば、術後の痛みが少ないのはもちろん、高齢の患者さんが手術後の自立生活を維持するためにも有用だろう。ただ、昔受けた胃癌手術の癒着が高度だと、途中で開腹手術に移行する可能性があるから、この点はしっかりと事前に説明しておこう。癒着の剝離と、最も頭側にある肝Ｓ8の腫瘍を「掘り込む」ように切除するのに、手術支援ロボットの多関節機能が威力を発揮しそうだ。胃切除の皮膚切開の真下には腸が癒着しているかもしれないから、初めはそこから離れたところからカメラを挿入して、癒着を剝離しながら順次トロッカーを入れていこう。

手術記録

術式：ロボット支援肝S8亜区域切除術
手術時間：4時間48分
出血量：250㎖

●右手を挙上し、上半身のみ左半側臥位とした開脚仰臥位で手術を開始。
●右の側腹部を小さく切開し、径8㎜のトロッカーを設置。腹腔内を観察すると、胃切除に伴う正中切開の創部直下には大網と腸管が癒着していた。慎重に癒着を剝離し、最終的に計5ヵ所のトロッカーを設置した。気腹圧は10㎜H_2Oに設定。手術支援ロボット「ダ・ヴィンチ」をドッキング。
●胃と肝臓の境界にも癒着を認めたため、これを剝離して肝十二指腸間膜をテーピング。右肝を十分に授動した。腹水はなく、肝臓は慢性肝炎の所見であった。
●腫瘍は肝表面に露出していなかったが、「ファイアフライ・モード」に切り替えて観察すると、肝S8に腫瘍から発せられるICGの蛍光が描出された。術中超音波検査では、蛍光領域に一致して径4㎝の腫瘍が同定された。肝S8のグリソン鞘に接していたが、根部に浸潤する所見はなかった。予定どおり、肝S8の亜区域切除を行う方針とした。
●超音波をガイドにして、S8に供血する門脈枝の根元を針で穿刺し、ICG溶液（0・

25㎎／5㎖）をゆっくり注入した。ファイアフライで蛍光イメージングを行うと、肝S8の範囲が蛍光領域として描出されたので、その境界を電気メスでマーキングした（ポジティブ・ステイニング法）。

●プリングル法で肝血流を遮断し、バイポーラ鉗子を用いた破砕法で肝実質を離断。時折、ファイアフライ・モードに切り替えて切除側の蛍光シグナルを描出し、肝区域の境界を確認した。

●中肝静脈に沿って離断を進めると、やや太いグリソン鞘が出現した。当初、切除側に入るグリソン鞘だと思われたが、念のために術中超音波で確認すると、実は温存すべきS5のグリソン鞘であることが判明した。したがって、この脈管を温存するように離断を行い、S8のグリソン鞘の根部に到達。クランプテストで残肝の血流を確認した後に、S8のグリソン鞘を2－0絹糸で結紮。クリップを追加した後に切離した。

●患者右側の離断面で右肝静脈の枝が出現したので、これに沿うように肝離断を進めたが、静脈の枝からの出血が目立った。大きな穴は5－0プロリンで縫合閉鎖したが、右肝静脈を深部まで追求すると、静脈が損傷した場合に止血が困難になると懸念された。この部位は腫瘍から離れている点を考慮し、以降は右肝静脈から距離を保つように離断面を変更し、S8切除を完了した。

カルテ3｜肝細胞癌に対するロボット支援肝S8切除術

全体像

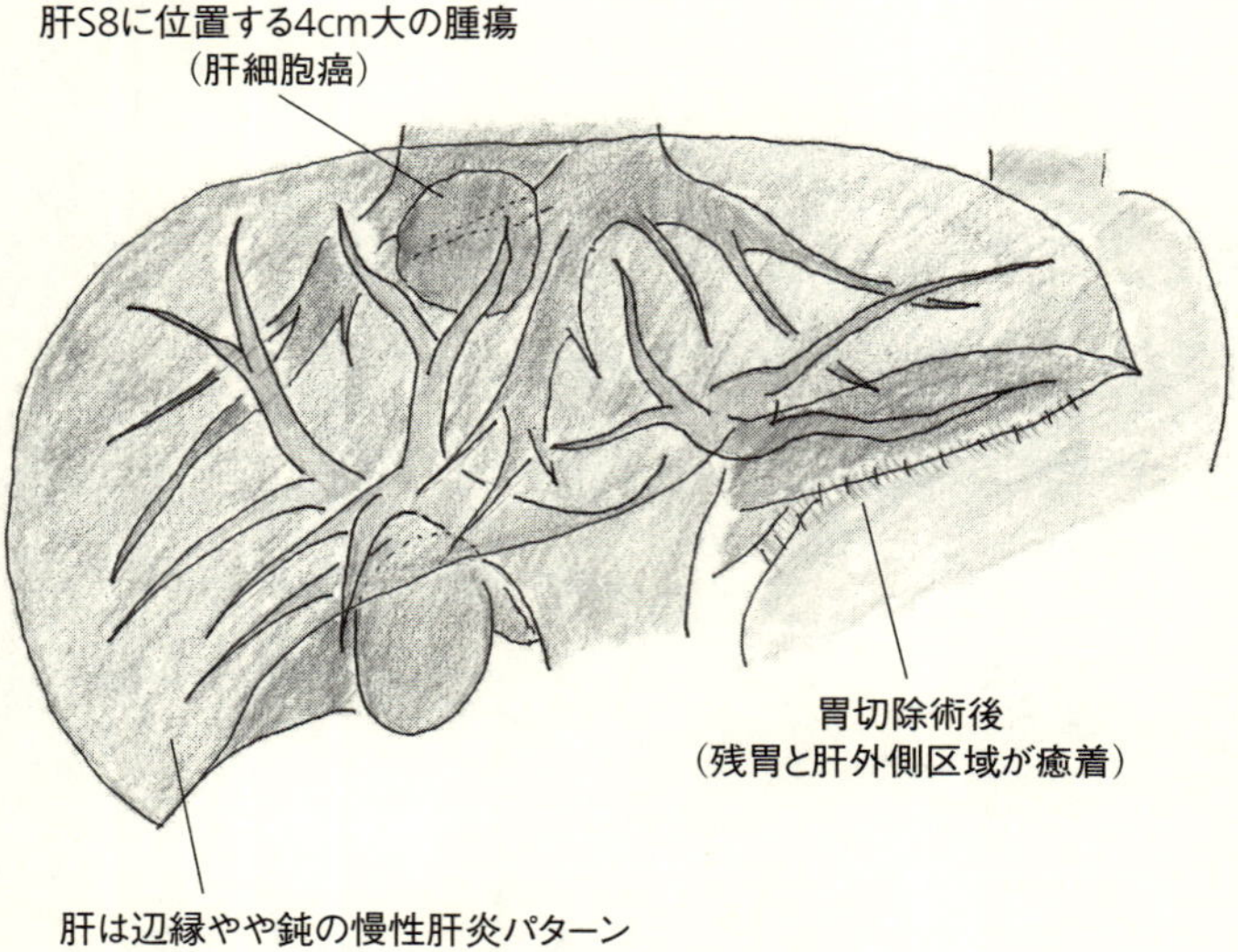

① 肝S8の蛍光標識（Positive staining法）

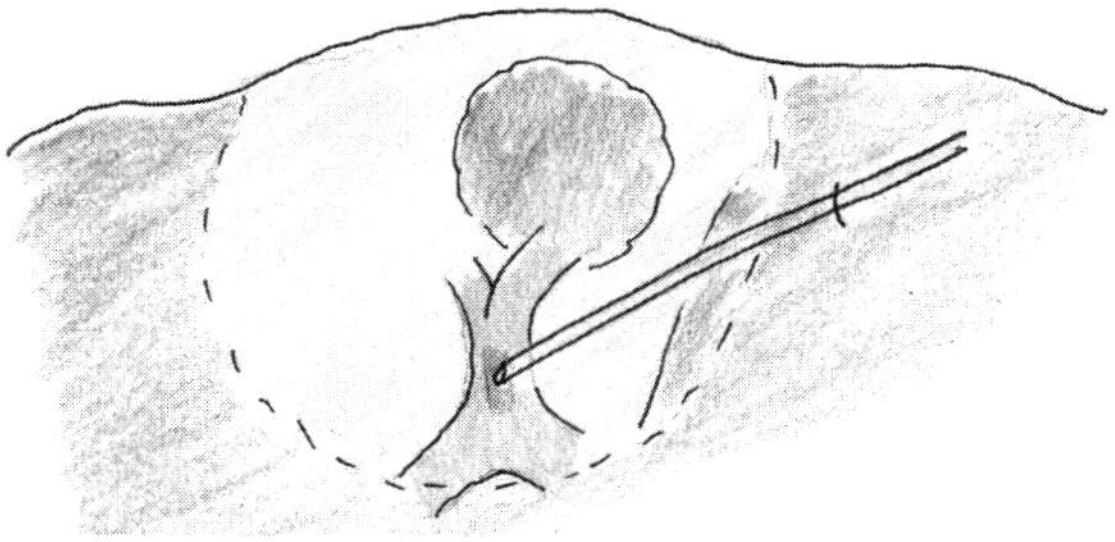

超音波ガイド下にS8門脈枝を穿刺し、
ICG 0.25mg/5mℓを注入
→S8領域がFireflyモードで蛍光標識された

② 肝離断（中肝静脈側）

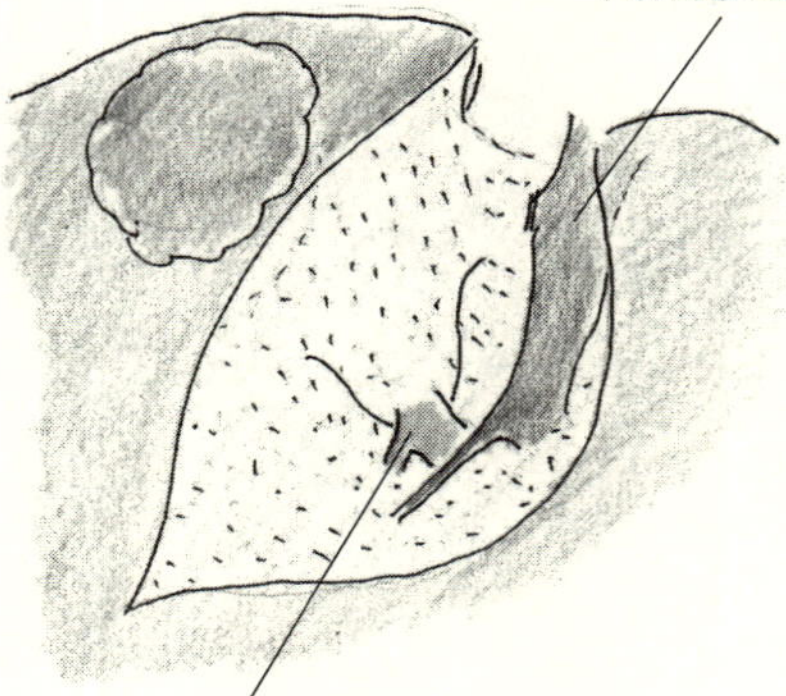

中肝静脈を露出・温存
S8のグリソン鞘を2-0シルク＋クリッピング、切離

③ 肝離断
（右肝静脈側）

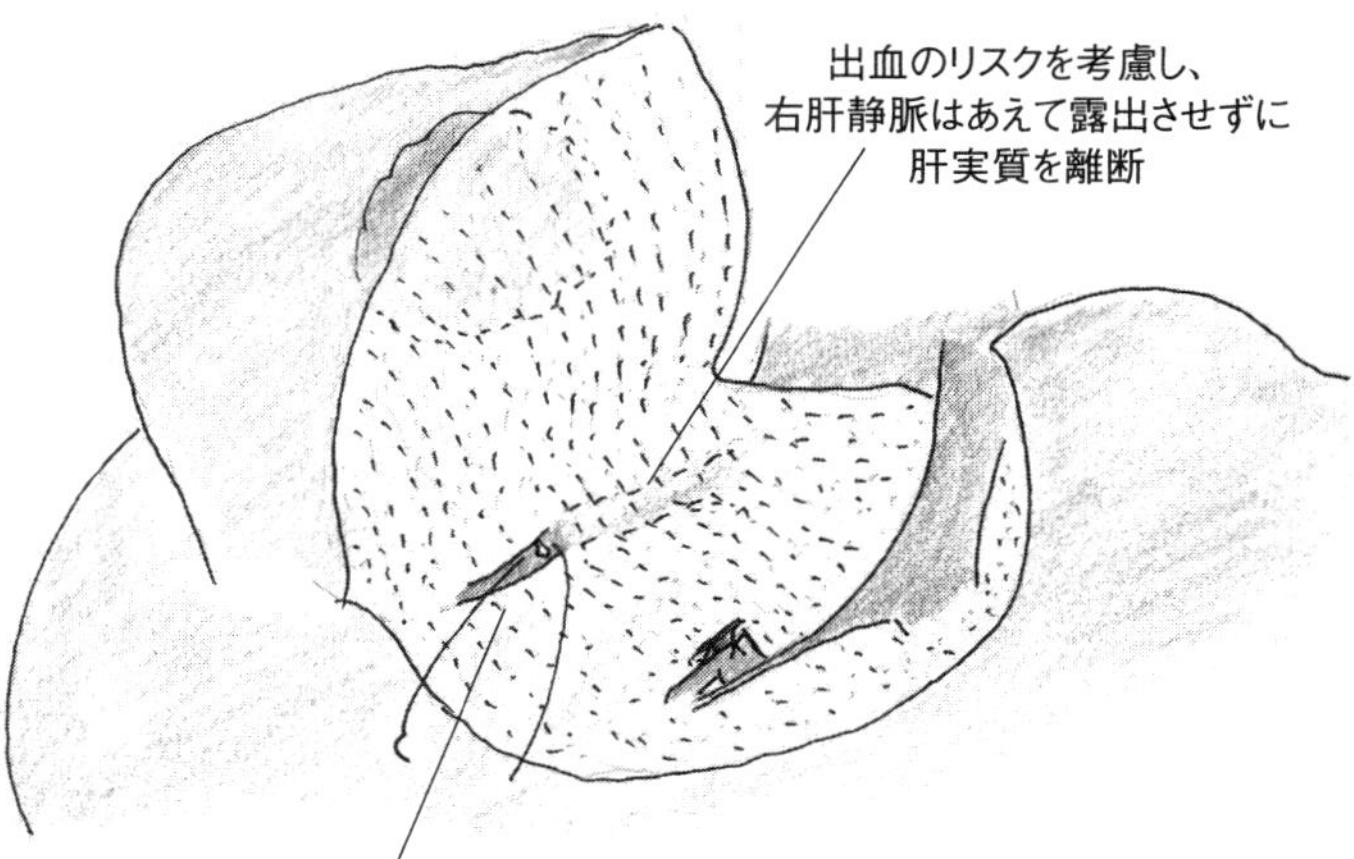
出血のリスクを考慮し、
右肝静脈はあえて露出させずに
肝実質を離断
右肝静脈末梢からの出血を5-0プロリンで縫合止血

④　**肝離断後**

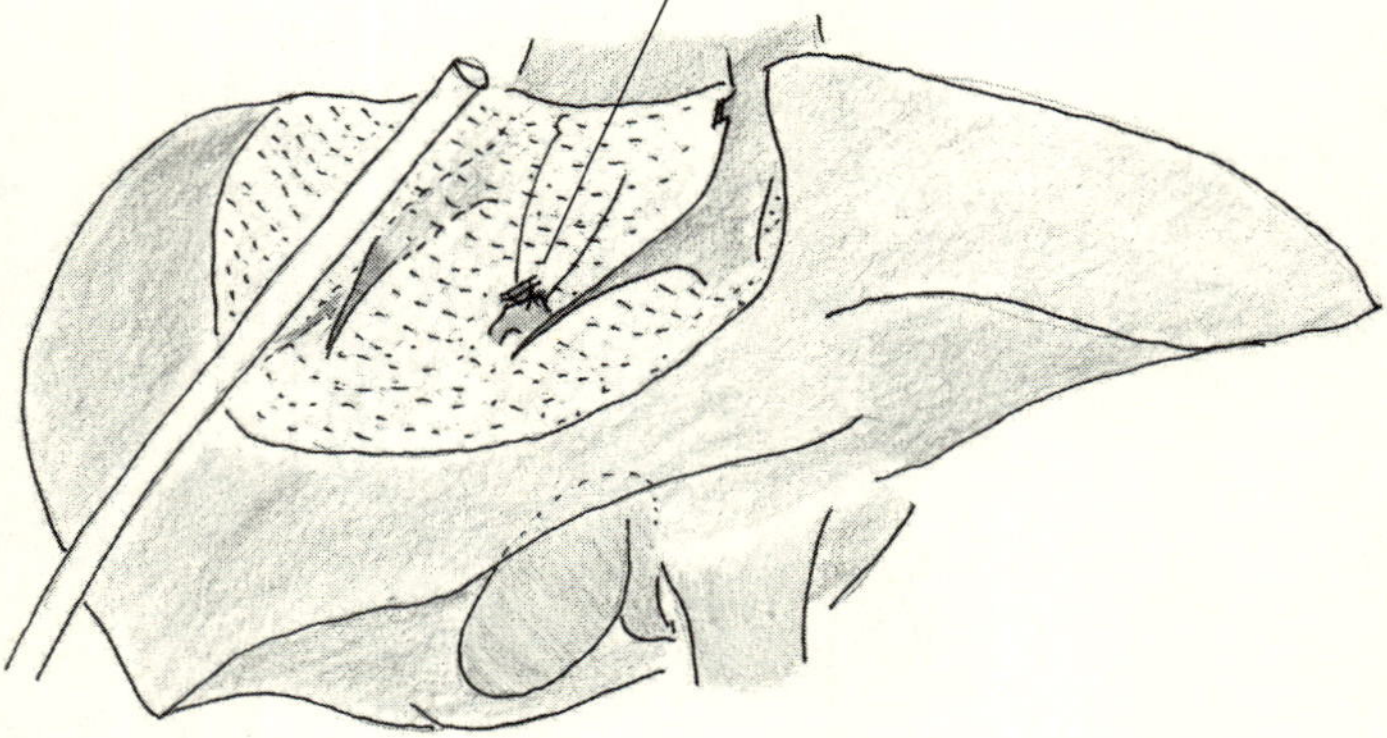
S8グリソン鞘断端の近くから胆汁漏あり
→4-0プロリンでZ縫合

右横隔膜下にドレーン挿入

⑤　閉創

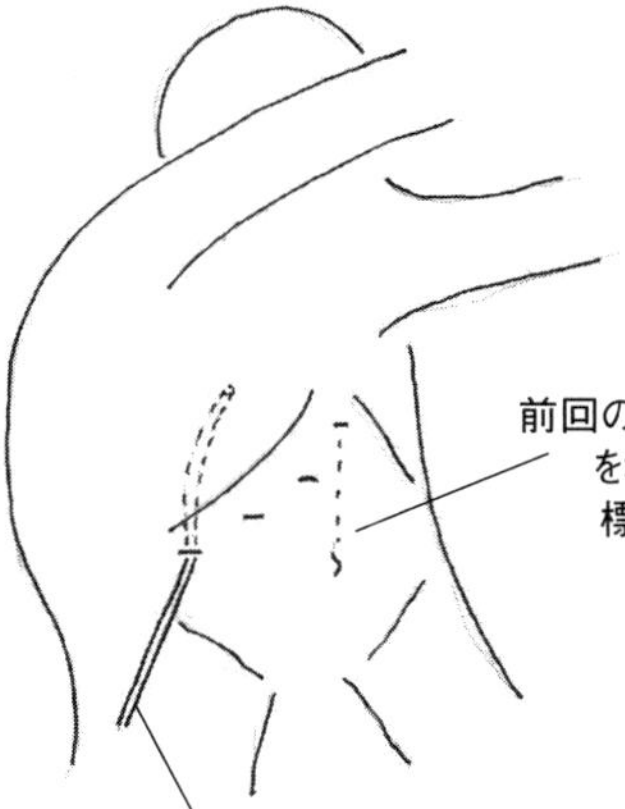
前回の正中切開創
を利用して
標本摘出
右横隔膜下ドレーン

●切除後の肝離断面を観察すると、グリソン鞘の断端から胆汁の漏出を認めた。同部に4－0プロリンでZ縫合をかけ、胆汁漏を閉鎖した。標本を回収用の袋に収納。ダ・ヴィンチのドッキングを解除。

●正中に入れたトロッカー周囲の皮切を胃切除の創に沿って延長し、標本を体外に取り出した。温生食で腹腔内を洗浄、肝離断面を観察した。新たな胆汁漏はなかったが、1ヵ所を縫合閉鎖した経緯があるので、予防的に腹腔ドレーンを留置した。

●標本摘出の切開創と、トロッカー刺入部の腹壁を縫合、皮膚を埋没縫合で閉じて手術を終えた。

・ファイアフライ・モード……ダ・ヴィンチに搭載されている、近赤外蛍光イメージングのモード。スイッチを切り替えると通常のカラー像がモノクロになり、ICGが発する蛍光が緑色で（まさにホタル［＝ファイアフライ］のように）表示される

・プロリン……非吸収性のモノフィラメント糸

術後経過

●離床の際に「ふらつき」の訴えが強く、血液検査で軽度の貧血進行があったため、出血を疑って造影CT検査を実施。明らかな出血は認めなかったため慎重に経過観察とした。ドレ

ーンの排液検査では、術翌日にビリルビン値が高く少量の胆汁漏が疑われたが、3日目には正常化したため、5日目にドレーンを抜去した。術後7日目に自宅退院となった。

●病理検査結果は肝細胞癌の診断であった。術前診断されていた主腫瘍の近傍に、径4㎜の結節を認め、これも肝細胞癌と診断された。

振り返り

計画どおりの手術を安全に実施できるのであれば、開腹手術よりも腹腔鏡やロボットによる内視鏡手術のほうが痛みも少なく、整容性に優れることは論をまちません。

内視鏡手術のほうが開腹肝切除よりも出血量が少ないというのも定説ですが、私はこの点には少し懐疑的です。開腹と内視鏡とを比較した研究では、そもそも肝切除の術式が全く同じではない（開腹手術のほうが難しい手術を行っている傾向がある）、内視鏡手術では「吸引で回収できない（視野から外れた場所に流れていってしまう）」出血があるという、内視鏡の出血量を過小評価するバイアスが拭えないからです[41]。一方、高齢者の肝切除では、開腹手術を行うと患者さんが術後に自立した生活を行うのを妨げる可能性も指摘されています[42]。今回の患者さんは、内視鏡手術が適用できたにもかかわらず、「ふらつき」などのダメージが強い印象でした。開腹手術だとさらに離床が遅れ、リハビリや退院後のサポートが必要になったかもしれません。

今回の術式は通常の腹腔鏡手術でも行えますが、胃切除の癒着を剥離する場面、肝S8を「掘り込む」操作、さらに出血や胆汁漏を縫合閉鎖する際に、手術支援ロボットによる多関節動作と3Dのイメージに助けられました。もし腹腔鏡手術だったら、深部の出血は「焼いて止める」、あるいは「止血材で押さえて止める」ことになり、それでもコントロールできなければ開腹手術に移行したかもしれません。手術中に右肝静脈からの出血がかさんだ際、実は麻酔科の先生に依頼して「点滴を絞り、尿を出して」循環血液量を少なくするように配慮してもらいました。肝静脈は下大静脈に直結しているので、点滴が入りすぎると静脈がパンパンに張ってしまい、小さな穴でもピューピューと血が噴き出すことになります。ただ、出血量が多くなると麻酔科医も輸血せざるを得なくなり……実は出血の少ない肝切除を行うためには、外科医と麻酔科医が信頼関係で結ばれ、手術中に密に連携することが不可欠です。

肝臓のS8とS7の境界は右肝静脈で規定されます。手術の最後、右肝静脈の全長を根部まで露出するように肝離断を進めれば、「解剖学的に完璧なS8切除」と言えたのですが、今回は高齢者の手術で出血量が増えるデメリットを重視し、ここだけ切除範囲を縮小しました。最近は学会発表や資格審査で、正確な肝切除を行ったことを証明する「出来上がりの図」を写真やビデオで提示する機会が増えましたが、実臨床は決して「コンテスト（採点競技）」ではありません。手術の状況を冷静に判断し、迷った時は常に安全性を優先した対応をとるべきです。

切除標本を検索すると、術前から診断されていた主腫瘍の近くに新たな病変が同定され、これも肝細胞癌と診断されました。ＲＦＡはもちろん、手術をしても「主腫瘍だけをくり抜く」ような肝切除では、この副病変は未治療であった可能性があり、ここにこそ解剖学的な亜区域切除（ブロッコリーのひと房取り）を行う意義があります。日本肝癌研究会の追跡調査によれば、今回の肝細胞癌（腫瘍数２個、最大径３～５㎝、肝機能Child-Pugh分類Ａ）に対する肝切除の５年生存率は63・９％です[43]。残念ながら切除後の再発率は高いですが、もっと小さい段階で発見できれば、次はＲＦＡで根治できるかもしれません。肝細胞癌には多くの治療法があるので、有効に組み合わせて、90歳になっても元気に暮らしてほしいですね。

カルテ4：膵癌に対する膵頭十二指腸切除術

症例

56歳の男性。身長172㎝、体重80㎏。

主訴：眼球結膜の黄染。

現病歴：1ヵ月前に、家族から「白目が黄色い」と指摘され、紹介元の病院を受診。血液検査で肝機能異常を認めた。造影CT検査を行ったところ、膵頭部に径3・5㎝大の腫瘤を認め、胆管が著明に拡張していた。閉塞性黄疸の診断で当院に紹介があり、直ちに入院となった。消化器内科で内視鏡的逆行性胆管膵管造影（ERCP）を実施し、胆管ドレナージチューブを留置して減黄。その際の細胞診ではがんが検出されなかったが、後日実施した超音波内視鏡下穿刺吸引法（EUS-FNA）で採取した組織で腺癌と診断された。減黄後のCA19-9は5万5000U／㎖（正常は37U／㎖未満）。手術目的で当科に紹介となった。

既往歴：糖尿病に対して内服治療中。

家族歴：膵癌（父と祖母）。

・閉塞性黄疸……胆汁の流出路が肝臓の外で閉塞し、胆汁が肝内で血中に逆流することによって発生する黄

疸。膵癌や胆管癌だけでなく、総胆管結石などの良性疾患でも発生し得る

・内視鏡的逆行性胆管膵管造影（ERCP）……内視鏡を十二指腸まで進め、胆管や膵管に細いカテーテルを挿入し造影剤を注入、胆管や膵管のレントゲン撮影を行う方法。造影検査だけでなく、胆汁ドレナージ用のチューブを挿入したり、結石を除去したりするためにも用いられる

・減黄……胆汁ドレナージチューブを挿入して、閉塞性黄疸を解除すること

・超音波内視鏡下穿刺吸引法（EUS-FNA）……超音波内視鏡（EUS）を用いて、胃や十二指腸の壁越しに腫瘍に細い針を刺し、細胞や組織を回収する検査法

・腺癌……腺組織に由来するがん。消化器系のがんの多くは腺癌である

・CA19-9……膵癌、胆管癌を含む幅広いがん種で陽性になる血液中の腫瘍マーカー

治療戦略

閉塞性黄疸をきたす悪性腫瘍としては、膵癌だけでなく胆管癌も考えないといけない。ただ、糖尿病の背景と家族歴があり、腫瘍の中心が胆管でなく膵臓にあるように見える点から、今回は膵癌が原因だと判断すべきだろう。腫瘍が膵鉤部《すいこうぶ》、つまり背側に突出して胆管の走行からはやや離れた部位に発生したために、比較的大きな腫瘍であるにもかかわらず、閉塞性黄疸として発見されるまで少し時間がかかってしまったのだろうな。幸い、肝転移や遠隔リンパ節

の転移はなさそうだ。化学療法と手術を上手く組み合わせれば、まだ根治に「間に合う」かもしれない！

紹介元の先生が、減黄の前に細かいスライスで造影CTを撮影してくれたおかげで、がんの範囲と血管との関係がよく分かるぞ。腫瘍は、重要な動脈に浸潤している所見はないが、上腸間膜静脈（SMV）に幅広く接しており、切除可能境界（borderline resectable：BR）の範疇に入るだろう。技術的には今すぐ切除することもできるが、現実的にはBRの膵癌を手術だけで根治させることは難しい。ここはぐっとこらえてまず化学療法を導入し、切除の可能性を後日、再評価するべきだな。

血管の解剖を見ると、この患者さんは置換右肝動脈（リプレイストRHA）だ。上腸間膜動脈（SMA）から分岐したこの動脈が膵臓のレベルでがんに接しているから、合併切除が避けられないだろう。この動脈を切りっぱなしにしてしまうと、肝右葉が虚血となって大きな合併症につながる恐れがある。放射線科に依頼して、あらかじめリプレイストRHAを塞栓して、左肝動脈からの側副血行路を発達させておく作戦はどうだろう。キャンサーボードでも皆に相談しよう。

・置換右肝動脈（リプレイストRHA）……肝動脈は、腹腔動脈→総肝動脈→固有肝動脈と走行し、肝臓の近く（膵臓から離れた部位）で左右の肝動脈に分岐するパターンが最も多い。置換右肝動脈（頻度20％程

度）はSMAから分枝し、膵頭部の背側を接するように上行して肝臓に入るので、膵癌に巻き込まれることが多い

・キャンサーボード……がん治療に関する多職種カンファランス。外科や内科だけでなく、放射線科や病理診断部門、看護師、薬剤師、栄養士なども参加する。典型的でない症例の治療方針を検討したり、治療の振り返りを行ったりする

手術の戦術

キャンサーボードで検討したとおり、抗がん剤治療（GnP）を6コース（約6ヵ月間）実施したところ、なんとCA19-9は正常化した。造影CTを撮り直すと、腫瘍径は元の80％程度に縮小していて、遠隔転移は引き続き認められない。患者さんも、抗がん剤のせいで髪が抜けてしまって少し落ち込んでいるけれど、治療意欲は十分だ。これは行けるぞ！

ただし、SMVには依然として接しているから、この部位は合併切除と再建が必要だ。切除する距離を推定すると……3cmくらいか。これなら、グラフトを使わなくても端と端で直接吻合できるだろう。

リプレイストRHAを塞栓し、血管造影検査を行ったところ、計画どおりに左肝動脈からの血流が育っていた。おそらくこの動脈は「切りっぱなし」でも大丈夫だろうが、万一の場合に

備えて、動脈の再建を担当してくれる形成外科の先生にも声をかけておこう。

・GnP……ゲムシタビンとナブパクリタキセルを組み合わせた化学療法のメニュー

・グラフト……再建のために、他の部位から採取した血管のこと（今回のような場合は、大腿部や頸部の静脈、あるいは腎静脈を採取する）。消化器の手術では感染のリスクが高いので、人工血管は使いづらい

手術記録

術式：亜全胃温存膵頭十二指腸切除術（門脈合併切除・再建）
手術時間：8時間55分
出血量：750㎖

1．切除

●正中切開で開腹。播種などの非切除因子なし。腹水洗浄細胞診を提出、がん陰性を確認。

●網嚢を開放すると、膵鉤部に腫瘍を触知した。術中超音波検査では、腫瘍の大きさ・静脈への浸潤の程度は術前診断どおりであった。予定どおり、膵頭十二指腸切除を行う方針とした。

●コッヘルの授動を実施。傍大動脈リンパ節に転移がないことを確認。腹腔動脈とSMA起始部の神経を切離し、腹膜を横隔膜脚に向けて切開しておいた。

●腫瘍の尾側で横行結腸間膜を切開し、SMVをテーピング。第1空腸静脈（J1v）を切離し、SMAを膵下縁に向けて同定。前方アプローチで第1空腸動脈（J1a）と下膵十二指腸動脈（IPDA）の共通幹を結紮切離。膵頭神経叢第Ⅱ部を切離し、リプレイストRHAをSMAから分岐する部位でテーピングしておいた。
●横行結腸を挙上し、空腸起始部の腹膜を切開。J1aの領域のリンパ節を郭清するように腸間膜を切開し、空腸を自動縫合器（キャメルカートリッジ、60㎜）で切離。
●胃を幽門輪から4㎝口側で切離（ブラックカートリッジ、60㎜×2本）。
●膵上縁の腹膜を切開し、背側で横隔膜脚に切り込むように引いたラインと連続させて、#8a/pリンパ節、#9リンパ節を郭清。胃十二指腸動脈（GDA）をテーピング。
●胆のうを肝から剝離し、リプレイストRHAを肝臓側でテーピング。肝十二指腸間膜を郭清。この際、左肝動脈からの側副血行路を損傷しないように、総胆管はやや膵臓寄りで切離した。リプレイストRHA（肝臓側）とGDAをクランプし、術中超音波を用いて肝内の動脈波形が右葉・左葉ともに検出できることを確認してから、これらの動脈を結紮切離。
●SMAのレベルで膵臓を切離。標本側の膵断端を迅速病理検査に提出、がん陰性を確認。
●頭側から膵頭神経叢第Ⅰ部と第Ⅱ部を切離。リプレイストRHAをSMA起始部でも結紮切離。膵臓を脾静脈と門脈から剝離し、腫瘍の頭側でもSMVをテーピング。最終的に、

カルテ4｜膵癌に対する膵頭十二指腸切除術

全体像

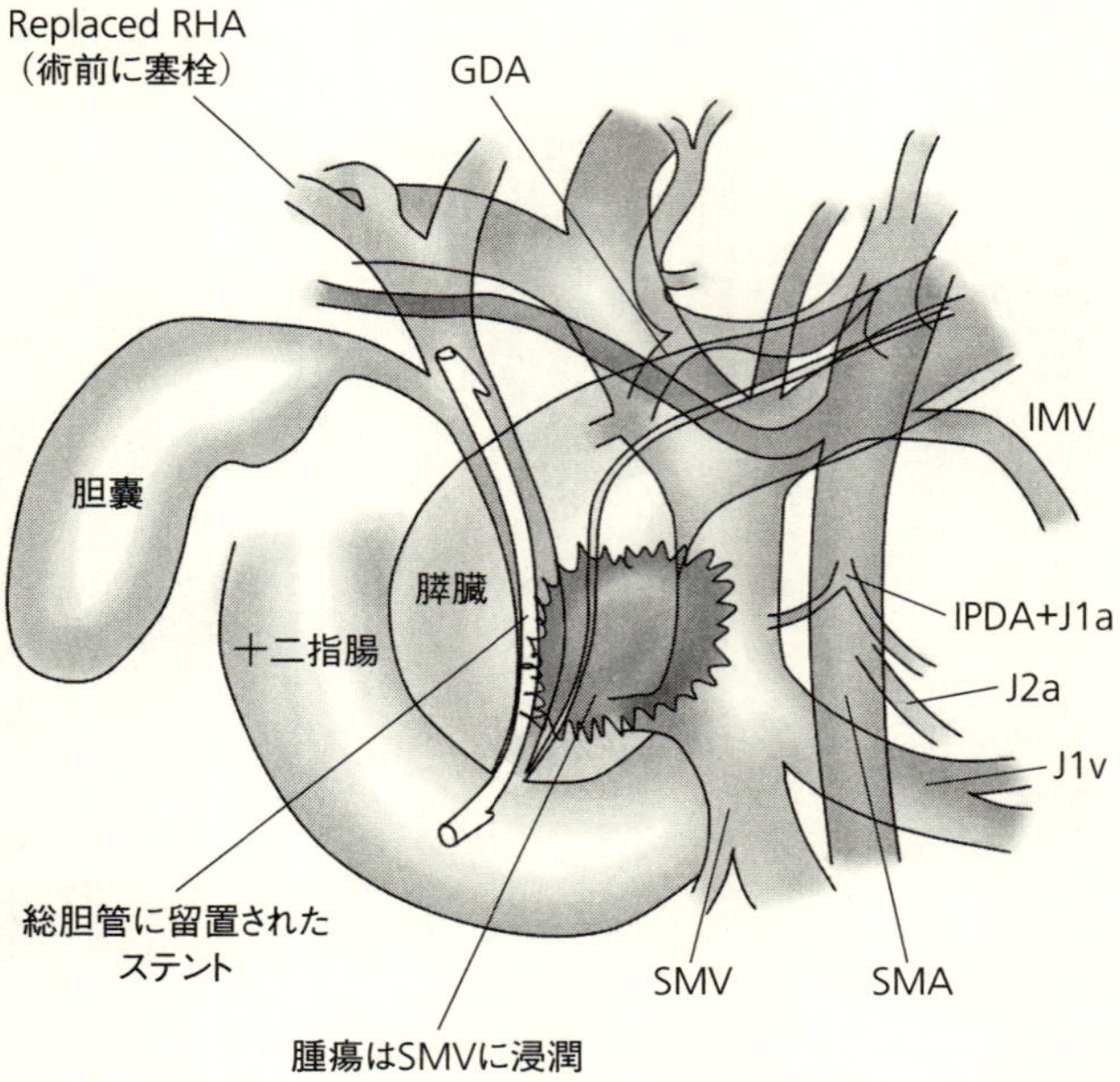

開腹

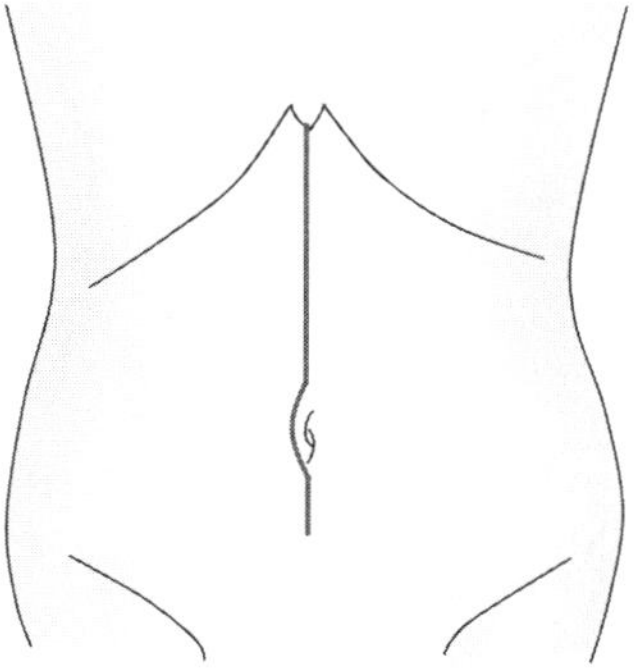

閉腹

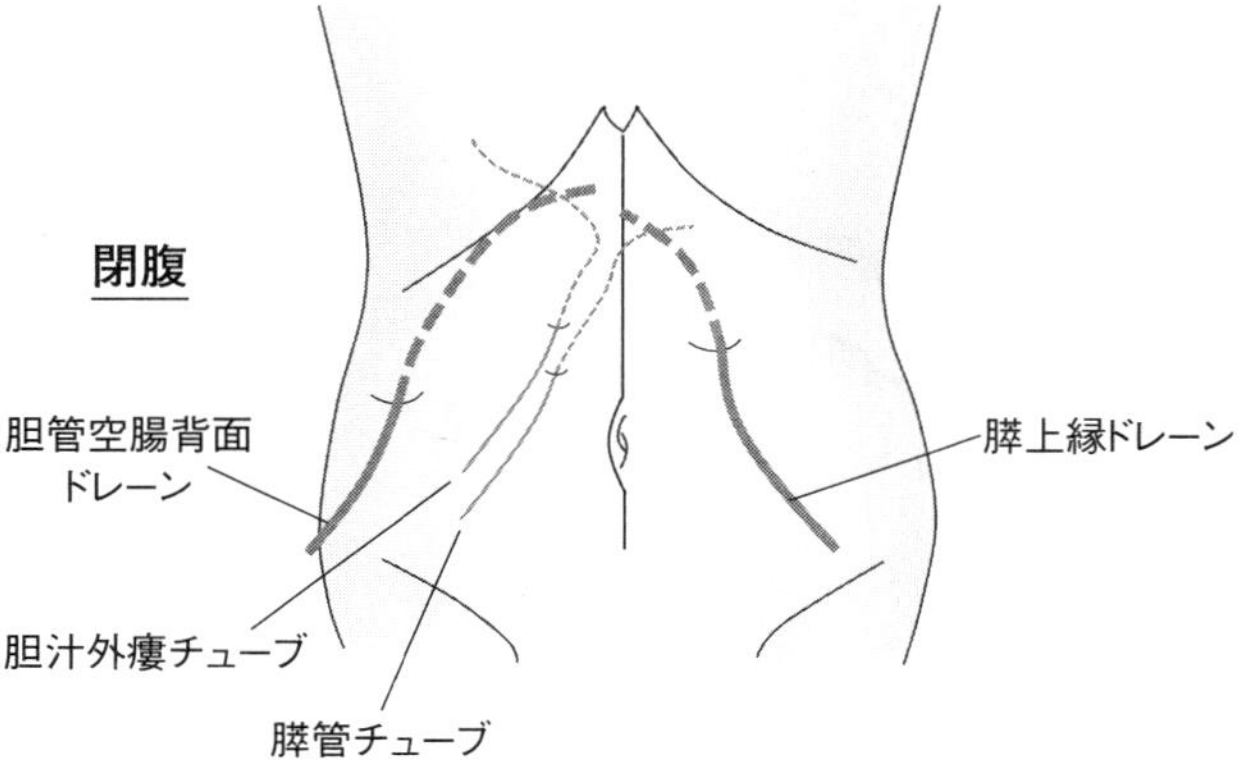

① SMA周囲郭清

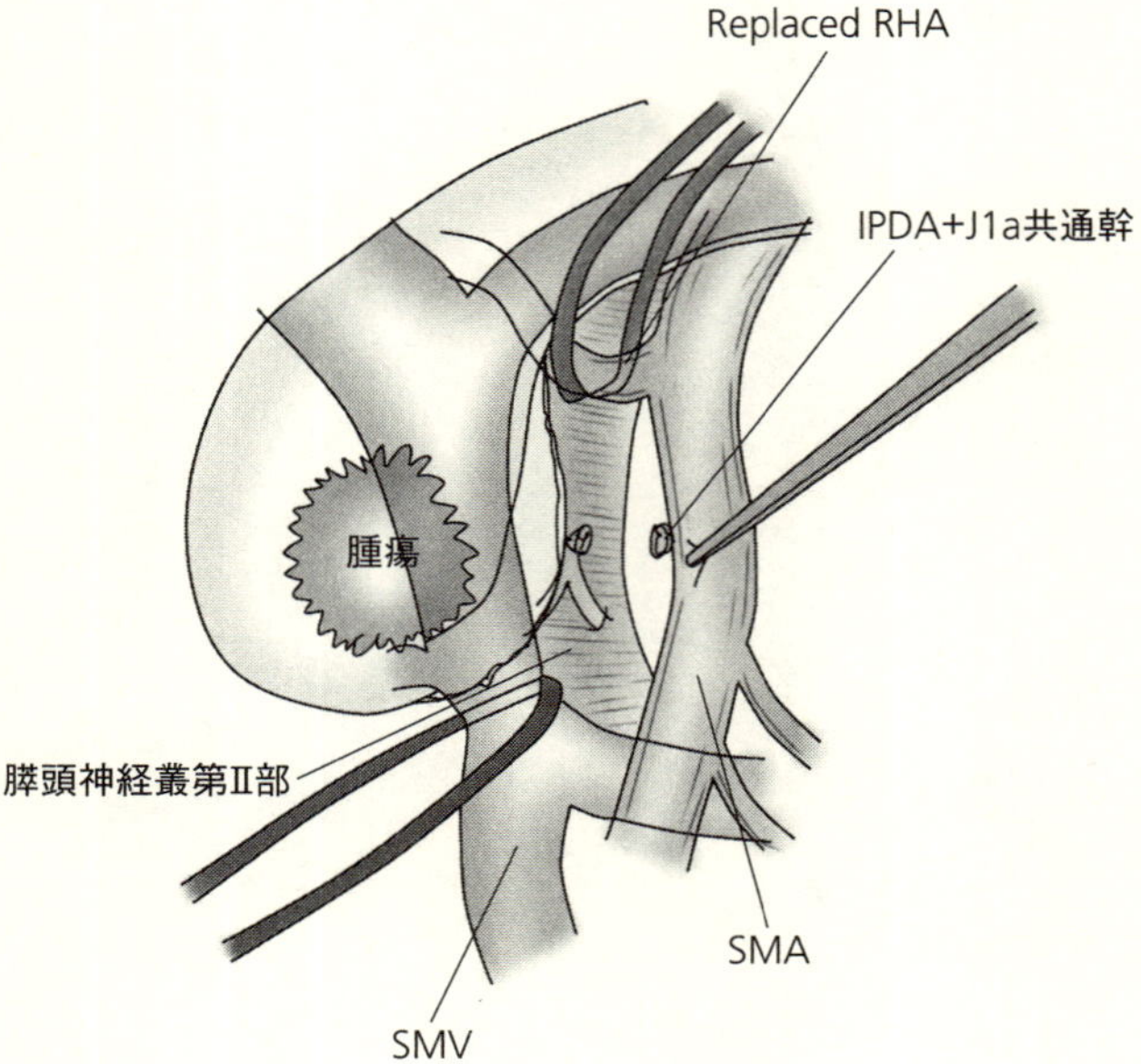

② 近位空腸処理

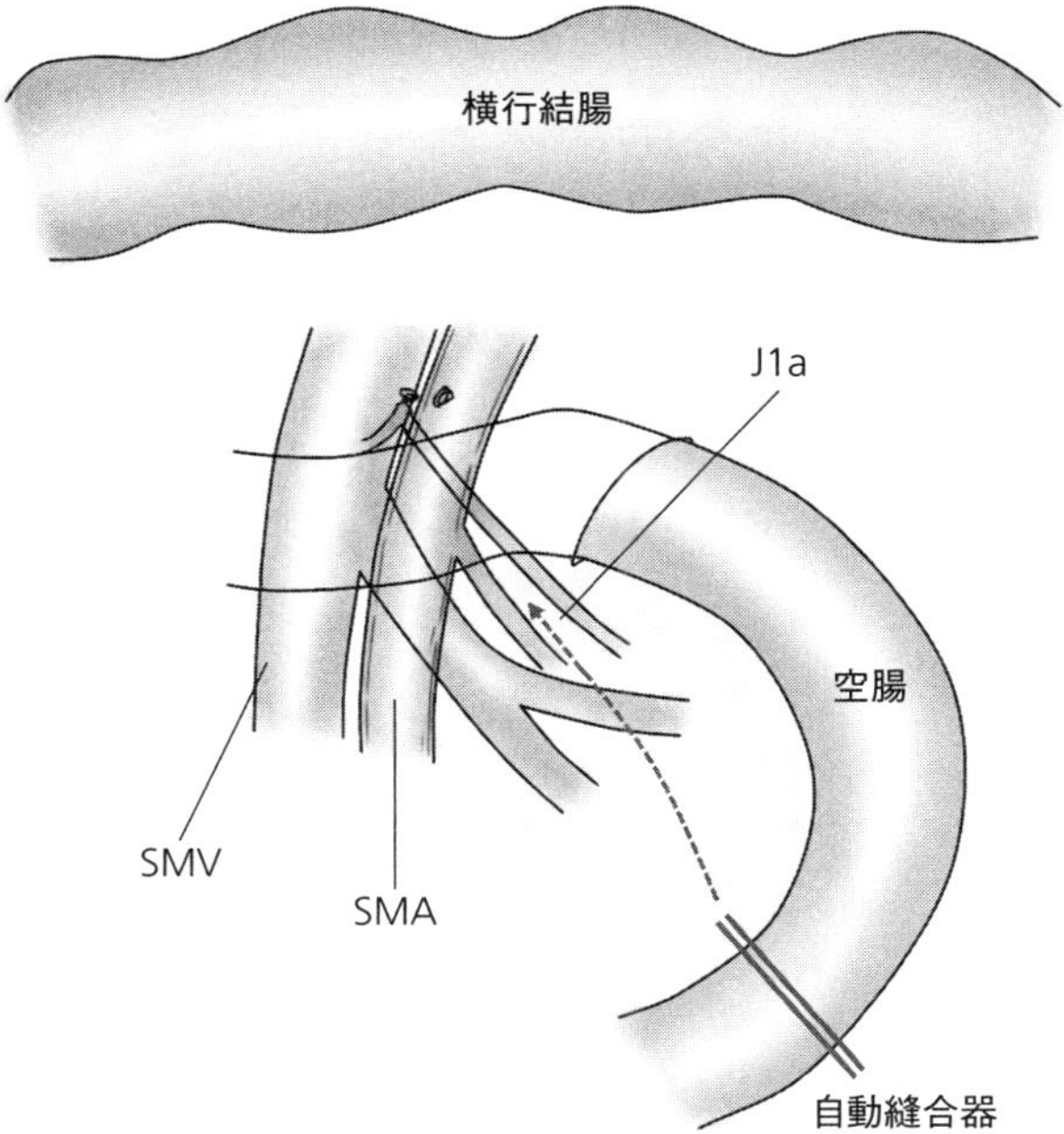

③　膵上縁郭清

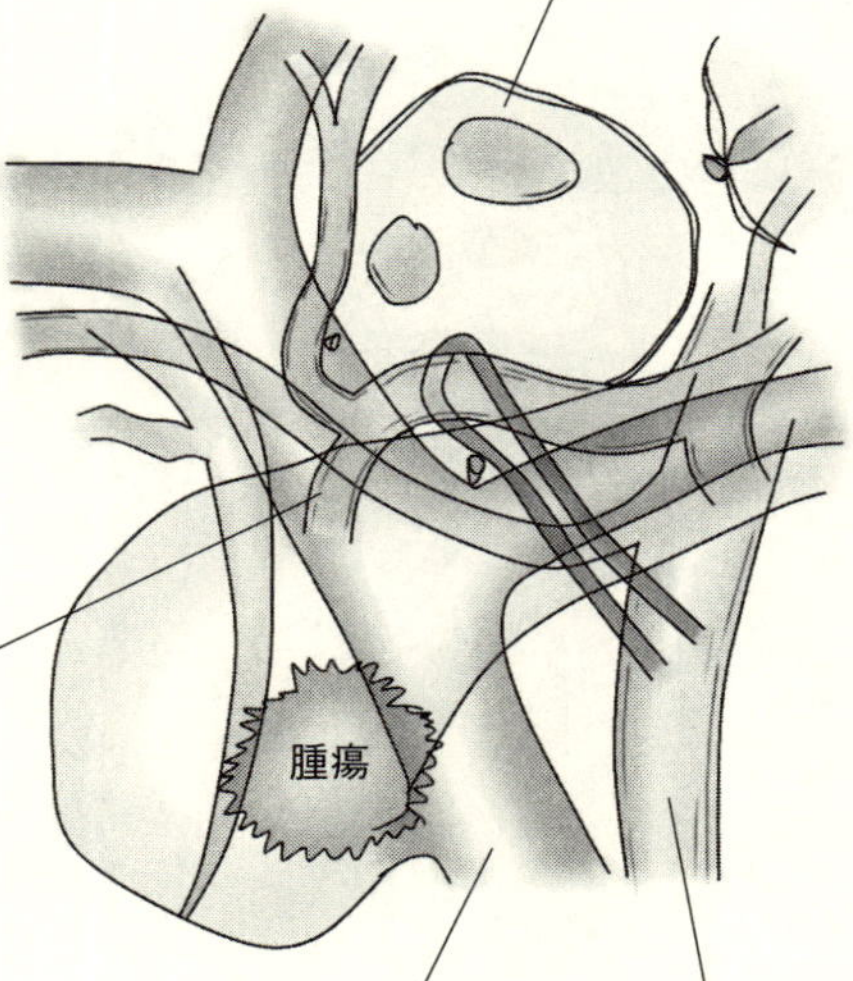

④　膵切離

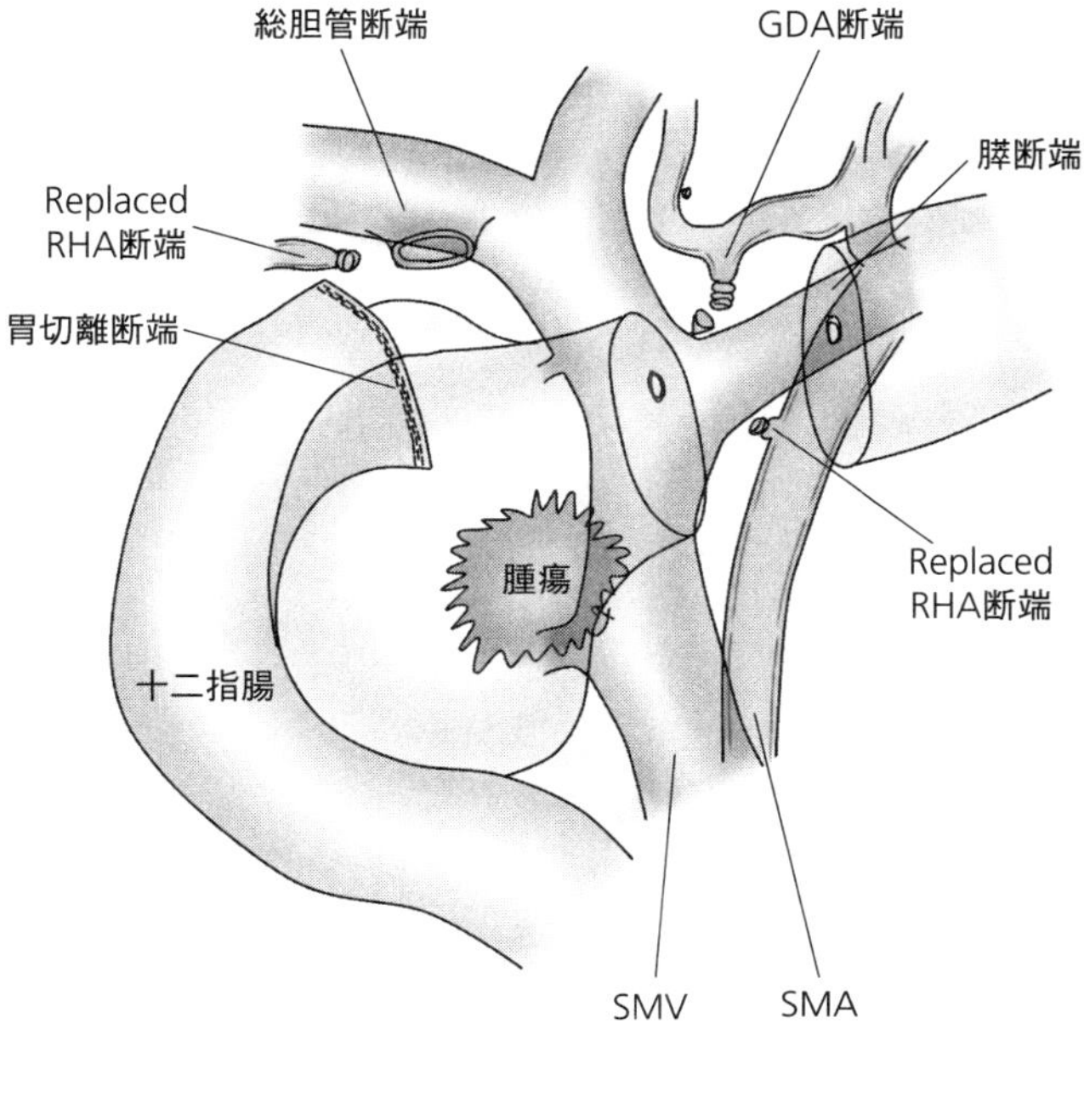
総胆管断端
GDA断端
膵断端
Replaced
RHA断端
胃切離断端
腫瘍
十二指腸
Replaced
RHA断端
SMV
SMA

⑤　門脈合併切除・再建

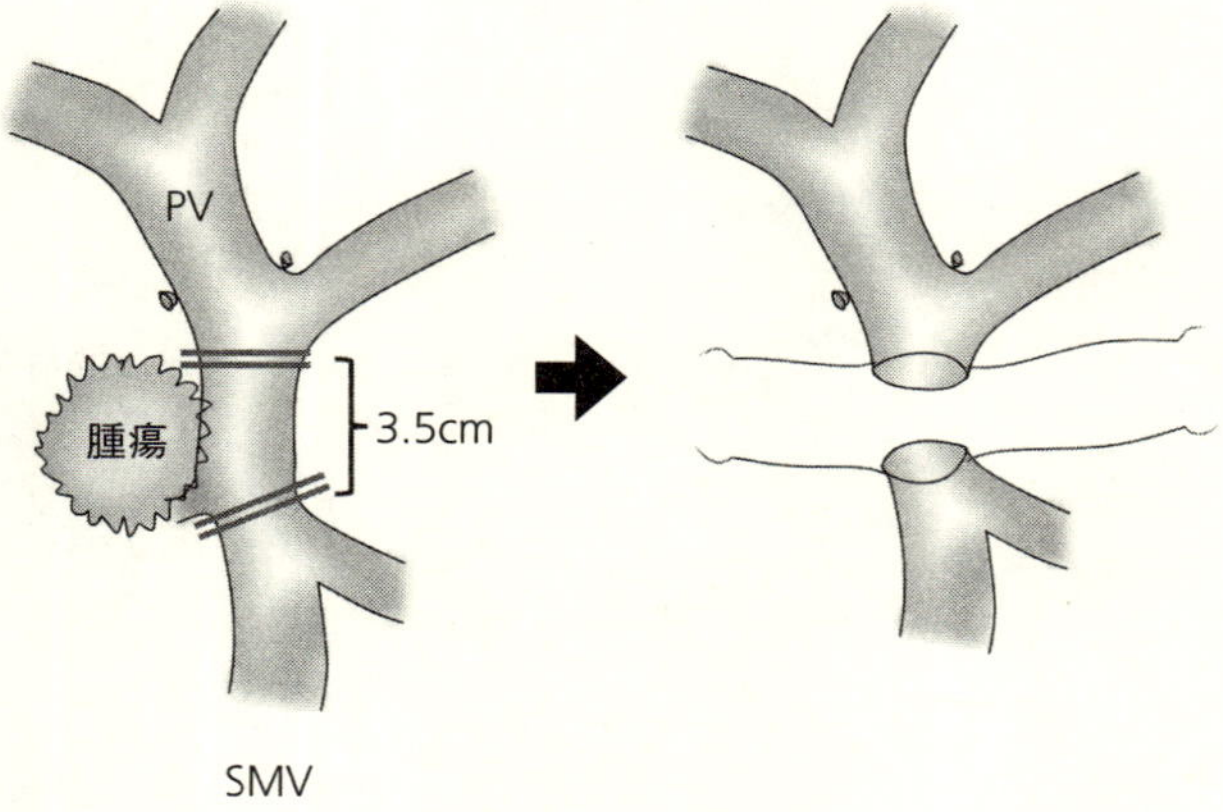

⑦　胆管空腸吻合

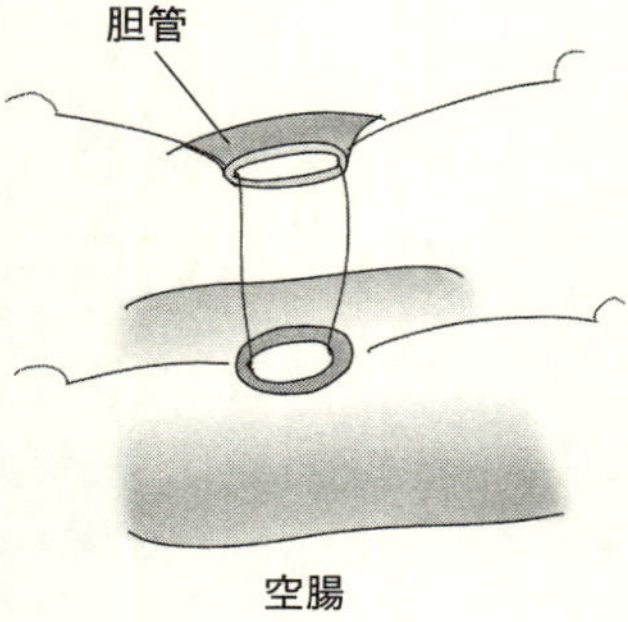

⑥　膵空腸吻合

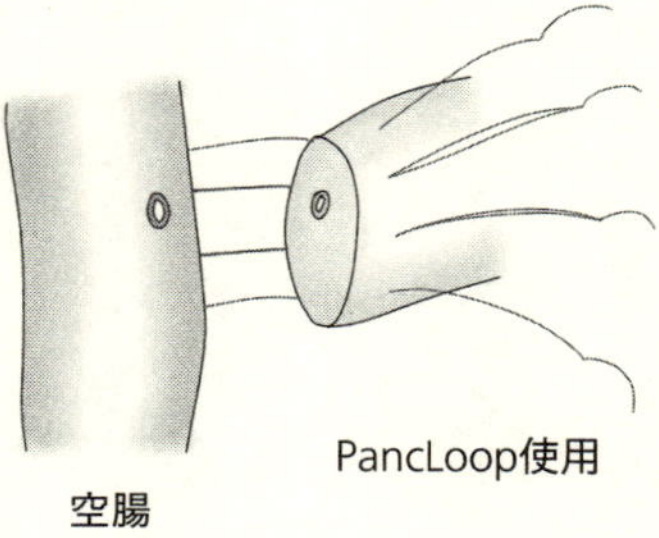

⑧　再建後

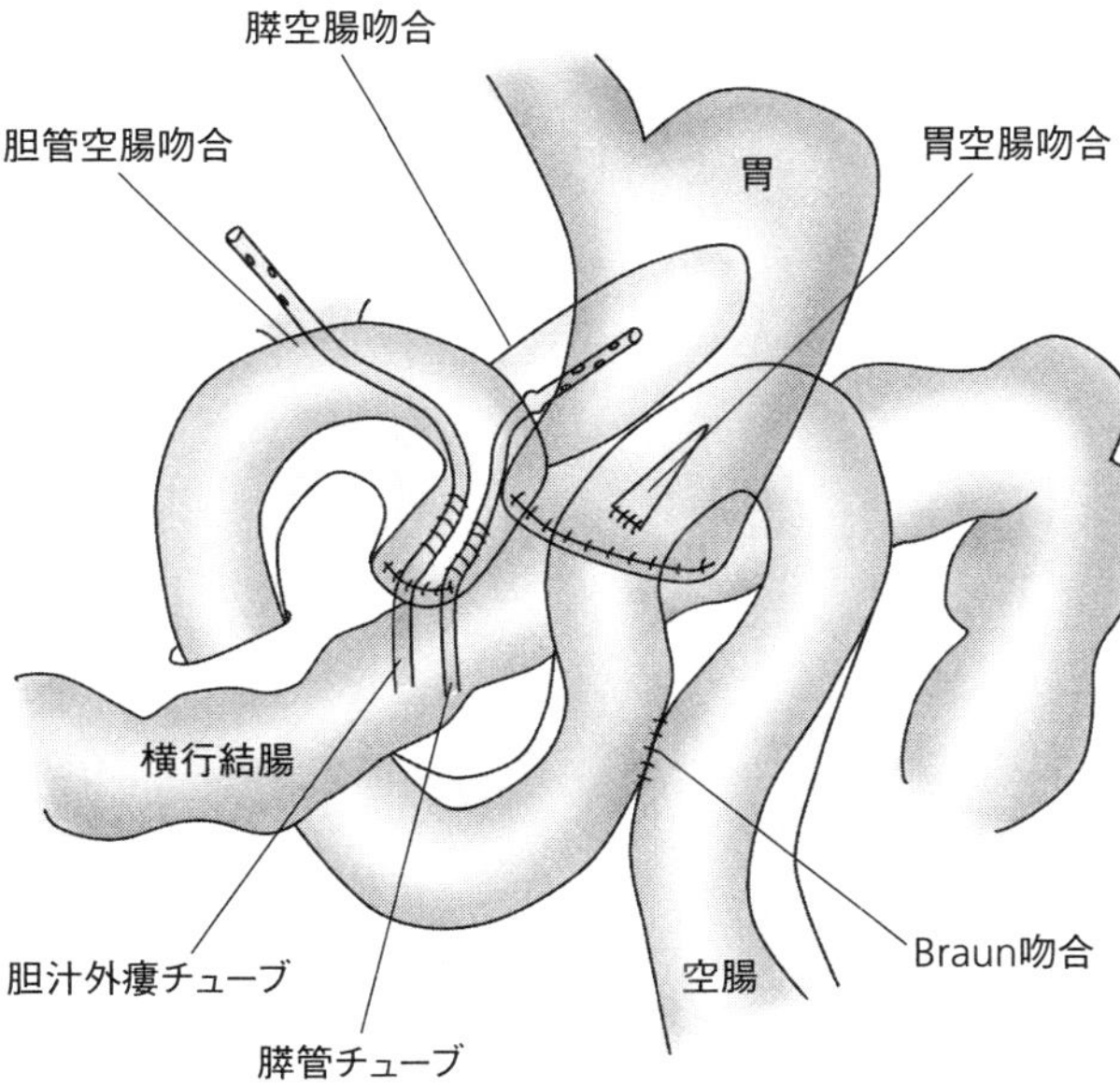

ＳＭＶ浸潤部のみで標本が連続している形とした。
●血管鉗子を用い、テーピングの部位でＳＭＶをクランプ。腫瘍の頭側・尾側でＳＭＶを切離して標本を摘出した。ＳＭＶの欠損は３・５㎝であり、端々吻合で再建した（５－０プロリン連続縫合、グロウス・ファクターあり）。
●再建後にＩＣＧ２・５㎎を静注、蛍光イメージングでＳＭＶ吻合部の血流と肝血流に問題がないことを確認した。腹腔内を洗浄、止血を確認。

２．再建

●横行結腸間膜の孔から空腸の断端を挙上。
●胆管径は10㎜程度であった。５－０ＰＤＳを用い、後壁は連続縫合、前壁は結節縫合で空腸と吻合した。途中、胆汁外瘻チューブ（２・５㎜）を胆管内に留置。
●主膵管径は２㎜であった。まず、膵と挙上空腸の後壁を縫合糸パンクループ（PANC LOOP）を用いたブルムガート（Blumgart）変法で寄せておき、膵管空腸粘膜吻合を８針の結節縫合で行った（５－０ＰＤＳ）。途中、６Ｆｒの膵管チューブを留置して外瘻とした。膵と空腸の前壁をパンクループで運針し３つのループを結紮、膵再建を完了。
●胃空腸吻合は、横行結腸前の経路で、側々に行った（パープルカートリッジ、60㎜。ステイプラー挿入部は縫合閉鎖）。さらにブラウン（Braun）吻合を追加。
●再度止血を確認。ＧＤＡ断端を肝円索で被覆し、膵液の曝露を予防した。予防的腹腔ドレーンを胆管空腸吻合部背側、膵上縁、および吻合部背側にそれぞれ留置。胆汁外瘻チューブと膵管チューブも体外に誘導し固定。腹壁を縫合閉鎖、皮膚を埋没縫合で閉じて手術を終えた。

・コッヘルの授動……十二指腸と膵頭部を後腹膜に固定している腹膜を切離し、下大静脈から「浮かせる」基本操作
・パンクループ……膵液が漏れる様子を蛍光イメージングで観察した知見をもとに、筆者がデザインした膵手術用の縫合糸。４本の針を膵臓に刺すことで、隙間のない3本のループが形成される
・ブルムガート変法……膵と空腸を寄せるための縫合法の一つ
・ブラウン吻合……胆汁や膵液が胃に流れ込まないように設置する、空腸同士の吻合

術後経過

●血液検査所見、およびドレーン排液の性状は異常なく、術後7日目までにドレーンをすべて抜去した。しかし、10日目に発熱があり、血液検査で炎症反応が上昇した。造影ＣＴ検査を行ったところ、膵空腸吻合部の前面に液体貯留を認めたため、超音波ガイド下に同部を穿

刺、排液チューブを留置した。なお、門脈や肝動脈の血流は良好であった。
●穿刺排液した体液のアミラーゼを測定すると高値であり、当初のドレーンで回収できない部位に膵液が漏出し貯留したものと判断した。細菌培養検査の結果に合わせて抗菌薬を使用したところ、炎症反応は軽快した。排液量も漸減し、ドレナージチューブを抜去。
●胃排泄遅延があり、なかなか食事が進まなかったが、造影剤を使った胃透視検査では吻合部に明らかな通過障害はなかった。術後2週間目以降は十分な栄養を摂食できるようになり、25日目に退院となった。
●病理検査所見では、がんはSMVの近くまで進展していたが、直接浸潤はなかった。腫瘍近傍に3個のリンパ節転移を認めた。切除断端はすべてがん陰性であった（ステージⅡB）。

・胃排泄遅延……手術後に、食事がなかなか胃から排泄されない状態。胃と腸の吻合部に問題がなくても、胃の蠕動運動が休止してしまったり、食欲自体が減退したりすることで発生する。吻合部に問題がなければ、手術後2～3週で蠕動運動がゆっくり回復してくることが多い。

振り返り

膵癌や胆管癌の治療は、繰り返す胆管炎のせいで治療計画が延び延びになったり、抗がん剤の副作用が出現したりして、戦略どおりにコトが進まない場合がよくあります。本症例では、内視鏡治療と放射線ＩＶＲ（血管内治療）、そして化学療法がそれぞれの役割を発揮できました。キャンサーボードのメンバーに感謝すると同時に、最後に手術をする立場としては、ひときわ緊張と「やりがい」を感じます。1位で回ってきたリレーのアンカーの心持ちです。

技術面を振り返ると、この手術の最大の山場は「門脈と一緒に標本を切除し、すかさず再建する」というシーンにあります。門脈系は膵臓を貫通する、つまり「膵臓の一部」ともとれる位置関係にあるため、門脈の合併切除と再建は「膵癌の根治を目指す外科医」には避けて通れない関門です。門脈血流が途絶すれば、腸から吸収した栄養が肝臓に届かなくなりますが、これは手術後の問題です。手術中に門脈を閉鎖すると、腸に入った血液の「逃げ場」がなくなり、壁がムクムクと浮腫を生じてしまうので、長くても20分以内に門脈の吻合を完了させなくてはいけません。標準的なテクニックではありますが、「切ってみたら端と端が届かない！」、「血管が薄すぎて針穴から裂けてしまう！」といったようなトラブルも起き得るので、まさに手に汗握る瞬間です。

なお、今回はがんに接して走行するリプレイストＲＨＡを合併切除しましたが、これも「膵臓の一部」という認識に立っています。一般的な解剖構造だと、肝動脈は膵臓から離れて走行しているので、ここにがんが浸潤している場合に動脈を合併切除するケースは稀です。再建が上手くいかなかった場合の合併症（肝臓が腐ってしまう）が甚大ですし、膵外の動脈にがんが浸潤しているならば、すでに「その先」にも散らばってしまっていると予想されるからです（抗がん剤が著効した場合など、限定的に動脈の合併切除・再建が検討されることはあります）。

外科医にも患者さんにも、長時間の手術を乗り切る体力が求められます。しかし、真のスタミナが試されるのはむしろ手術後であると言えるかもしれません。膵臓の手術には、膵液漏（膵断端や吻合部から膵液が漏れ出ること）という合併症がつきものです。世界で初めて膵切除が報告されてから100年以上経ちますが、私たち外科医は未だに膵液漏を「ゼロ」にすることができていません。膵臓の切り口全体から膵液が滲む例がある（なので上手な外科医が主膵管を完璧に吻合しても周囲からの漏れを防げない）、手術後に膵断端が変性して「遅れて漏れる」場合があることなどがその原因です。[44] 膵液は、腸内に流れている限りは、食物中の糖や蛋白、脂肪の分解に不可欠な酵素をふんだんに含む私たちの「友人」なのですが、ひとたび腸の外（腹腔内）に漏れた瞬間、これらの酵素は「悪魔」的な作用に転じます。血管断端などの重要な組織を変性させ、重篤な感染症や致死的な出血を引き起こしてしまうのです。そのため、「膵液が漏れても外に回収できるように」何本かドレーンを留置するのが一般的です。

今回の手術でもドレーンを置いてきましたが、場所が良くなかったためか、危険な膵液の

「溜まり」を作ってしまいました。幸い早期に気づいて、体外から新たにチューブを挿入できたので事なきを得ましたが……ドレーン管理の方法には反省すべき点があります。

さて、膵液の漏れは止まるのでしょうか？　私の経験では、膵液が体内に貯留することなく有効にドレナージされていて、かつ十二指腸に流れる「本来のルート」にトラブルがなければ、徐々に膵断端と周囲のスペースが瘢痕組織で覆われ、2～3ヵ月で終息します。外科医はほっと胸をなでおろし、また患者さんはようやくチューブから解放されて湯船に浸かれるようになるのです。やはり手術は患者さんの自然治癒力に依存する治療です。

「手術のダメージが癒える」という最初のゴールを達成したら、次のゴールは「がんの治癒」です。患者さんには、手術後にも補助化学療法（地固め）として抗がん剤の内服を提案します。外科医にできることは、極論すれば今も昔も変わらず、「メスで病巣を切り取る」というミッションをコンプリートすることだけです。一方、近年は化学療法と放射線治療という強力な援軍を得て、今回のような切除可能境界（門脈因子）の膵癌に対してようやく手術後の「5年生存率30％」が達成されつつあります。次の目標は「5生率50％」です。

そのためには、「手術で根こそぎ切除する」、「がん細胞だけを見て強力な抗がん剤を投与する」という従来型の治療戦略には限界があるだろう、というのが私の率直な現状認識です。がんと共存する患者さんの免疫系、さらにそこに共生する細菌やウイルスにも注目する必要があるでしょう。私の脳内には、外科医が「メスを使わずに」体外から特殊な超音波で腫瘍を破壊する、あるいはロボットで体内に侵入し「リンパ節、あるいはがん細胞一つ一つ」に免疫を賦活するシグナルを注入する——そんなイメージもふつふつと湧いていています。外科医が「名脇役」になる日こそ、人類が「がん」を克服する時代の到来を意味しているのかもしれません。

コラム5 手術は正しく記録し、世界中で共有を！

本章で紹介した「仮想手術」のスケッチは、実は当科の医局員たちに頼んで描いてもらったものです。卒後3年目のフレッシュな筆致（胆のう摘出術）が、15年の研鑽を経て洗練された線描（膵頭十二指腸切除）に変化していく過程が想像できるでしょう。手術を絵で表現する最大の理由は「患者さんの次の治療」に活かすためです。血管をどこで処理したか、切除後の肝臓がどのような形になったか、あるいは胃や腸をどのように吻合したかという情報は、合併症の治療だけでなく、がんの再発や別の疾患に対して「2回目、3回目の手術」をする際にとても重要です。「将来の主治医」への覚書、とも言えるでしょう。

もう一つは、自分自身の「次の手術」に役立てるためです。臓器の解剖や手術法を言葉では十分に理解しているつもりでも、いざペンを持つと「あれっ？　あそこはどんなだったっけ？」と困惑することが少なくありません。何度もイメージトレーニングをして、実際に手術を行い、終わったら自分のメスの軌跡を線で表現してみる――この繰り返しで手術は着実に上達します。一部の学会では、専門医の資格審査のために手術スケッチの提出を求めていますが、そのために若手外科医が「単に合格する」を目標に手術記録を書いているならば、それは「本末てんとう虫」がピュンピュン飛んでいる話です。

最後にもう一度、私に外科医になるきっかけを与えてくれた幕内雅敏先生のエピソードを紹介させてください。幕内先生は若かりし頃から猛烈に英語論文を執筆した外科医として知られており、同業者から「自分の名声のために紙ばかり書いて……」などと陰口を叩かれることも多くあったそうです。特に反論はされていませんでしたが、幕内先生の退官記念講演で、私は初めてその真意を知ることになります。

先生曰く、「自分が新しい手術をした時、あるいは新しい技術を用いた時、真に良いものであるならば世界中の人がその恩恵に浴するべきであり、英語論文として世界の人に知らしめないことは不作為、かつ医師として道徳的罪に相当すると認識すべきである（『東京大学退任記念幕内雅敏教授業績集』[C13]より）」。将来の患者さんのため、未来の外科医療のために、自分の技術や手術の成績を「世に問う」ことは外科医の責務です。何も、インパクトファクターの高い雑誌でなくても構いません。たった一例の報告が、世界のどこかにいる誰かの手術の役に立ち、一歩一歩医学を前進させる力になると私も実感します。

まさに「手術こそ外科医の本分」です。

おわりに

「切った張った」だけではない、手術の「すごい世界」をご覧になって頂けたでしょうか。

念のために申し上げると、本書の趣旨は「俺の手術はすごい！」では決してありません……残念ながら。私がお伝えしたかったのは、現代の手術が、洗練された医療機器と治療戦略、修練を積んだ外科医の技能、そして患者さんの治癒力で成り立っている、という事実です。

一つだけ「私のすごい」を紹介するならば、それは「もっと良い手術」を目指す人々との出逢いに恵まれたことです。外科医だけではありません。他分野の研究者や、企業の開発・営業担当者とのご縁も貴重でした。私はこの幸運を、自分が「すごい！」と信じる手術法を世に出すために全投入してきたつもりです。

たとえば、胆のう摘出術でＩＣＧを投与し蛍光イメージングで胆管の走行を描出する技術。世界で最初に論文報告をした当時は、「簡単で面白いけど、僕には必要ないよ」という意見が大勢でした。確かに、統計上は、この手術で胆管を損傷するトラブルの発生率は全国で１％未満でした。しかし、今まさに手術を受ける一人の患者さんにとって、合併症が起きる確率は０％か１００％でしかありません。私は、「もっと良く見えれば、手術はもっと安全になる」と考える仲間が世界にはきっといる、と信じていました。まるで何かに導かれるように国際学会を立ち上げ、25ヵ国以上を訪問して同志を増やし、メーカーと撮影機器の性能向上に取り組み……。そしてついに2023年、生誕の地である日本で、ICGを用いた胆管の蛍光描出法が保険承認を得たのです！

この技術は、がんの治療成績を向上させるような大きなインパクトはありません。しかし、外科医がまさに「胆力」を持って臨めば、たった一つの発見、たった一例の経験を、明日の「より良い手術」につなげられることを証明しています。今後も外科医である限り、「もっとすごい手術」の探求を続けるつもりです。

医学生の諸君。中高生の皆さん。「女性だから……」、「不器用だから……」、「体力ないから……」、「受験キツそうだから……」なんて、勝手に限界を決めてないですか？　Ｎｏ、Ｎｏ。外科医は、自分というニンゲンの「総合力」で勝負できる素敵な職業です。器用さ、判断力、イマジネーション、無限の体力、勇気、人間性——どれもが自分のアドバンテージになるでしょう。頭から足の先まで完璧！である必要はないのです。本書を読んで、手術という治療にキラリと光を感じたあなた。ぜひ自分を信じて、外科医としての人生にチャレンジしてください。いつかどこかの手術室で、皆さんと一緒に仕事できる日を心待ちにしています！

私には、冒頭で紹介した2人のレジェンドの他にも大勢の恩師がいます。國土典宏先生（大師匠）、長谷川潔先生（論文師匠）、齋浦明夫先生（膵臓師匠）、浦野泰照先生（研究師匠）

……これらの先輩方から超ハイレベルの指導を受けていなければ、私は手術の「すごさ」を知らずに外科医を終えていたでしょう。友人代表の井上陽介先生、東大・がん研の後輩たち、私に新たな地で活躍のチャンスを与えていただいた大阪の先生方、お世話になったすべての皆様に、この場を借りて深く御礼申し上げます。

大阪公立大の医局の皆さん、日々、患者さん一人一人と真摯に向き合ってくれて頼もしく思っています。5章でそれぞれ「仮想手術」の絵を描いてくれた専攻医の青山諒子先生（症例1）、医局員の安田拓斗先生（症例2）、木下正彦先生（症例3）、渡邉元己先生（症例4）、正確な線描の中にそれぞれの個性が表れていますね。いつもありがとう。

編集者の高月順一さんとは20年前、『手術を受ける前に読む本』（ブルーバックス）を私がペンネームで執筆・出版した時からのお付き合いになります。今回ご担当いただいた青木肇さんには、時に非医学的すぎる（？）私の表現を改め、膨大な写真とスケッチをきれいに整えて頂きました。講談社のお2人と、私の冒険をいつも一緒に楽しんでくれるファミリーに心から感謝しつつ、筆を擱くことにします。

N, Iimuro Y, Fujimoto J. A novel 3D hepatectomy simulation based on liver circulation: application to liver resection and transplantation. Hepatology. 2005 Jun;41(6):1297-304. doi: 10.1002/hep.20684. PMID: 15846773.

コラム5

C13. 東京大学医学部肝胆膵外科・人工臓器移植外科教室. 東京大学退任記念 幕内雅敏教授業績集. 2010年.

コラム2

C3. Ishizawa T, Bandai Y, Kokudo N. Fluorescent cholangiography using indocyanine green for laparoscopic cholecystectomy: an initial experience. Arch Surg. 2009 Apr;144(4):381-2. doi: 10.1001/archsurg.2009.9. PMID: 19380655.
C4. Ishizawa T, Bandai Y, Ijichi M, Kaneko J, Hasegawa K, Kokudo N. Fluorescent cholangiography illuminating the biliary tree during laparoscopic cholecystectomy. Br J Surg. 2010 Sep;97(9):1369-77. doi: 10.1002/bjs.7125. PMID: 20623766.
C5. Aoki T, Yasuda D, Shimizu Y, Odaira M, Niiya T, Kusano T, Mitamura K, Hayashi K, Murai N, Koizumi T, Kato H, Enami Y, Miwa M, Kusano M. Image-guided liver mapping using fluorescence navigation system with indocyanine green for anatomical hepatic resection. World J Surg. 2008 Aug;32(8):1763-7. doi: 10.1007/s00268-008-9620-y. PMID: 18543027.
C6. Ishizawa T, Zuker NB, Kokudo N, Gayet B. Positive and negative staining of hepatic segments by use of fluorescent imaging techniques during laparoscopic hepatectomy. Arch Surg. 2012 Apr;147(4):393-4. doi: 10.1001/archsurg.2012.59. PMID: 22508790.
C7. Watanabe J, Takemasa I, Kotake M, Noura S, Kimura K, Suwa H, Tei M, Takano Y, Munakata K, Matoba S, Yamagishi S, Yasui M, Kato T, Ishibe A, Shiozawa M, Ishii Y, Yabuno T, Nitta T, Saito S, Saigusa Y, Watanabe M; EssentiAL Trial Group. Blood Perfusion Assessment by Indocyanine Green Fluorescence Imaging for Minimally Invasive Rectal Cancer Surgery (EssentiAL trial): A Randomized Clinical Trial. Ann Surg. 2023 Oct 1;278(4):e688-e694. doi: 10.1097/SLA.0000000000005907. Epub 2023 May 23. PMID: 37218517; PMCID: PMC10481925.
C8. Ishizawa T, Fukushima N, Shibahara J, Masuda K, Tamura S, Aoki T, Hasegawa K, Beck Y, Fukayama M, Kokudo N. Real-time identification of liver cancers by using indocyanine green fluorescent imaging. Cancer. 2009 Jun 1;115(11):2491-504. doi: 10.1002/cncr.24291. PMID: 19326450.
C9. Hasegawa K, Kokudo N, Imamura H, Matsuyama Y, Aoki T, Minagawa M, Sano K, Sugawara Y, Takayama T, Makuuchi M. Prognostic impact of anatomic resection for hepatocellular carcinoma. Ann Surg. 2005 Aug;242(2):252-9. doi: 10.1097/01.sla.0000171307.37401.db. PMID: 16041216; PMCID: PMC1357731.
C10. Keshwani, D., Kitamura, Y., Ihara, S., Iizuka, S., Simo-Serra, E. (2020). TopNet: Topology Preserving Metric Learning for Vessel Tree Reconstruction and Labelling. In: Martel, A.L., et al. Medical Image Computing and Computer Assisted Intervention – MICCAI 2020. MICCAI 2020. Lecture Notes in Computer Science, vol 12266. Springer, Cham.
C11. 石沢武彰(編集), 日本蛍光ガイド手術研究会(監修). 術中蛍光イメージング実践ガイド. 2020年. メジカルビュー社, 東京.

コラム4

C12. Saito S, Yamanaka J, Miura K, Nakao N, Nagao T, Sugimoto T, Hirano T, Kuroda

5章

36. 日本内視鏡外科学会学術委員会. 内視鏡外科手術に関するアンケート調査――第16回集計結果報告. 2022年.
37. 日本肝胆膵外科学会(編集). 転移性肝がん診療ガイドライン. 2021年. 医学図書出版, 東京.
38. Mise Y, Aloia TA, Brudvik KW, Schwarz L, Vauthey JN, Conrad C. Parenchymal-sparing Hepatectomy in Colorectal Liver Metastasis Improves Salvageability and Survival. Ann Surg. 2016 Jan;263(1):146-52. doi: 10.1097/SLA.0000000000001194. PMID: 25775068.
39. Allard MA, Adam R, Giuliante F, Lapointe R, Hubert C, Ijzermans JNM, Mirza DF, Elias D, Laurent C, Gruenberger T, Poston G, Letoublon C, Isoniemi H, Lucidi V, Popescu I, Figueras J. Long-term outcomes of patients with 10 or more colorectal liver metastases. Br J Cancer. 2017 Aug 22;117(5):604-611. doi: 10.1038/bjc.2017.218. Epub 2017 Jul 20. PMID: 28728167; PMCID: PMC5572175.
40. Dumarco RB, Fonseca GM, Coelho FF, Jeismann VB, Makdissi FF, Kruger JAP, Nahas SC, Herman P. Multiple colorectal liver metastases resection can offer long-term survival: The concept of a chronic neoplastic disease. Surgery. 2023 Apr;173(4):983-990. doi: 10.1016/j.surg.2022.08.032. Epub 2022 Oct 8. PMID: 36220666.
41. Oba A, Ishizawa T, Mise Y, Inoue Y, Ito H, Ono Y, Sato T, Takahashi Y, Saiura A. Possible underestimation of blood loss during laparoscopic hepatectomy. BJS Open. 2019 Mar 1;3(3):336-343. doi: 10.1002/bjs5.50145. PMID: 31183450; PMCID: PMC6551416.
42. Tanaka S, Iida H, Ueno M, Hirokawa F, Nomi T, Nakai T, Kaibori M, Ikoma H, Eguchi H, Shinkawa H, Maehira H, Hayami S, Kubo S. Preoperative Risk Assessment for Loss of Independence Following Hepatic Resection in Elderly Patients: A Prospective Multicenter Study. Ann Surg. 2021 Sep 1;274(3):e253-e261. doi: 10.1097/SLA.0000000000003585. PMID: 31460876.
43. 日本肝癌研究会. 第24回全国原発性肝癌追跡調査報告(2016-2017). 2022年.
44. Yamashita S, Sakabe M, Ishizawa T, Hasegawa K, Urano Y, Kokudo N. Visualization of the leakage of pancreatic juice using a chymotrypsin-activated fluorescent probe. Br J Surg. 2013 Aug;100(9):1220-8. doi: 10.1002/bjs.9185. Epub 2013 Jun 13. Erratum in: Br J Surg. 2013 Oct;100(11):1544. PMID: 23765524.

コラム1

C1. Kinoshita M, Ueda D, Matsumoto T, Shinkawa H, Yamamoto A, Shiba M, Okada T, Tani N, Tanaka S, Kimura K, Ohira G, Nishio K, Tauchi J, Kubo S, Ishizawa T. Deep Learning Model Based on Contrast-Enhanced Computed Tomography Imaging to Predict Postoperative Early Recurrence after the Curative Resection of a Solitary Hepatocellular Carcinoma. Cancers (Basel). 2023 Apr 4;15(7):2140. doi: 10.3390/cancers15072140. PMID: 37046801; PMCID: PMC10092973.
C2. Artificial Intelligence Surgery. https://www.oaepublish.com/ais

population-based study. Lancet Oncol. 2015 Feb;16(2):161-8. doi: 10.1016/S1470-2045(14)71168-4. Epub 2014 Dec 31. PMID: 25555421.

22. Gundestrup AK, Olsen ASF, Ingeholm P, Bols B, Kleif J, Bertelsen CA. Nonmicroradical Resection Margin as a Predictor of Recurrence in Patients With Stage III Colon Cancer Undergoing Complete Mesocolic Excision: A Prospective Cohort Study. Dis Colon Rectum. 2022 May 1;65(5):683-691. doi: 10.1097/DCR.0000000000001996. PMID: 34933419.
23. 一般社団法人日本消化器外科学会 消化器外科専門医テキスト制作委員会(監修). 消化器外科専門医の心得 上. 2023年. 一般社団法人日本消化器外科学会, 東京.
24. 佐野武. 胃癌手術の変遷とそのエビデンス. 日臨外会誌　80（10）, 1771-1778, 2019.
25. Bonenkamp JJ, Hermans J, Sasako M, van de Velde CJ, Welvaart K, Songun I, Meyer S, Plukker JT, Van Elk P, Obertop H, Gouma DJ, van Lanschot JJ, Taat CW, de Graaf PW, von Meyenfeldt MF, Tilanus H; Dutch Gastric Cancer Group. Extended lymph-node dissection for gastric cancer. N Engl J Med. 1999 Mar 25;340(12):908-14. doi: 10.1056/NEJM199903253401202. PMID: 10089184.
26. Songun I, Putter H, Kranenbarg EM, Sasako M, van de Velde CJ. Surgical treatment of gastric cancer: 15-year follow-up results of the randomised nationwide Dutch D_1D_2 trial. Lancet Oncol. 2010 May;11(5):439-49. doi: 10.1016/S1470-2045(10)70070-X. Epub 2010 Apr 19. PMID: 20409751.
27. 一般社団法人日本消化器外科学会 消化器外科専門医テキスト制作委員会(監修). 3.75
28. 二村雄次. 胆道がんへの挑戦――「癌研魂」と「柔」の道. 2011年. 悠飛社, 東京.
29. Couinaud C. Lobes et segments hepatiques. Presse Med. 1954;62:709-12.
30. 石沢武彰, Brice Gayet. Gayet腹腔鏡下肝胆膵手術（DVD付）――ムービーでみる局所解剖. 2012年. 南江堂, 東京.
31. Makuuchi M, Hasegawa H, Yamazaki S. Ultrasonically guided subsegmentectomy. Surg Gynecol Obstet. 1985 Oct;161(4):346-50. PMID: 2996162.
32. Takasaki K. Glissonean pedicle transection method for hepatic resection: a new concept of liver segmentation. J Hepatobiliary Pancreat Surg. 1998;5(3):286-91. doi: 10.1007/s005340050047. PMID: 9880776.
33. Ishizawa T, Hasegawa K, Aoki T, Takahashi M, Inoue Y, Sano K, Imamura H, Sugawara Y, Kokudo N, Makuuchi M. Neither multiple tumors nor portal hypertension are surgical contraindications for hepatocellular carcinoma. Gastroenterology. 2008 Jun;134(7):1908-16. doi: 10.1053/j.gastro.2008.02.091. Epub 2008 Mar 8. PMID: 18549877.
34. Ishizawa T, Gumbs AA, Kokudo N, Gayet B. Laparoscopic segmentectomy of the liver: from segment I to VIII. Ann Surg. 2012 Dec;256(6):959-64. doi: 10.1097/SLA.0b013e31825ffed3. PMID: 22968066.
35. Makuuchi M, Kosuge T, Takayama T, Yamazaki S, Kakazu T, Miyagawa S, Kawasaki S. Surgery for small liver cancers. Semin Surg Oncol. 1993 Jul-Aug;9(4):298-304. doi: 10.1002/ssu.2980090404. PMID: 8210909.

10. Ichida A, Hasegawa K, Takayama T, Kudo H, Sakamoto Y, Yamazaki S, Midorikawa Y, Higaki T, Matsuyama Y, Kokudo N. Randomized clinical trial comparing two vessel-sealing devices with crush clamping during liver transection. Br J Surg. 2016 Dec;103(13):1795-1803. doi: 10.1002/bjs.10297. Epub 2016 Sep 29. PMID: 27682642.

3章

11. 齋浦明夫(監修), 石沢武彰(編集), 渡邉元己(編集). がん研 肝胆膵外科ビデオワークショップ－ことばと動画で魅せる外科の基本・こだわりの手技. 2018年. メジカルビュー社, 東京.
12. Antoine Lembert 1802-1851. Study on intestinal suture with a description of a new procedure for performing this surgical operation. 1826. Dis Colon Rectum. 1988 Jun;31(6):489-94. PMID: 3288453.
13. 布部創也, 入野誠之. 外科学の古典を読む(第46回) Albert-Lembert縫合の原典. 臨床雑誌外科 76巻10号, 2014年.
14. 門田俊夫, 坂本昌義, 柵瀬信太郎, 鈴木篤, 鶴丸昌彦(編集). 実践の外科臨床. 1997年. 医学書院, 東京.

4章

15. 山科正平. カラー図解 新しい人体の教科書 上. 2017年. 講談社, 東京.
16. 篠原尚, 水野惠文, 牧野尚彦. イラストレイテッド外科手術 第3版［縮刷版］――膜の解剖からみた術式のポイント. 2011年. 医学書院, 東京.
17. Inoue Y, Saiura A, Tanaka M, Matsumura M, Takeda Y, Mise Y, Ishizawa T, Takahashi Y. Technical Details of an Anterior Approach to the Superior Mesenteric Artery During Pancreaticoduodenectomy. J Gastrointest Surg. 2016 Oct;20(10):1769-77. doi: 10.1007/s11605-016-3214-z. Epub 2016 Jul 25. PMID: 27456019.
18. Kitano S, Inomata M, Mizusawa J, Katayama H, Watanabe M, Yamamoto S, Ito M, Saito S, Fujii S, Konishi F, Saida Y, Hasegawa H, Akagi T, Sugihara K, Yamaguchi T, Masaki T, Fukunaga Y, Murata K, Okajima M, Moriya Y, Shimada Y. Survival outcomes following laparoscopic versus open D3 dissection for stage II or III colon cancer (JCOG0404): a phase 3, randomised controlled trial. Lancet Gastroenterol Hepatol. 2017 Apr; 2(4): 261-268. doi: 10.1016/S2468-1253(16)30207-2. Epub 2017 Feb 2. PMID: 28404155.
19. Hohenberger W, Weber K, Matzel K, et al. Standardized surgery for colonic cancer: complete mesocolic excision and central ligation――technical notes and outcome. Colorectal Dis. 2009; May; 11(4): 354–364.
20. Heald RJ, Husband EM, Ryall RD. The mesorectum in rectal cancer surgery—the clue to pelvic recurrence? Br J Surg. 1982 Oct; 69(10): 613–616.
21. Bertelsen CA, Neuenschwander AU, Jansen JE, Wilhelmsen M, Kirkegaard-Klitbo A, Tenma JR, Bols B, Ingeholm P, Rasmussen LA, Jepsen LV, Iversen ER, Kristensen B, Gögenur I; Danish Colorectal Cancer Group. Disease-free survival after complete mesocolic excision compared with conventional colon cancer surgery: a retrospective,

参考文献

1章

1. Maloney TR, Dilkes-Hall IE, Vlok M, Oktaviana AA, Setiawan P, Priyatno AAD, Ririmasse M, Geria IM, Effendy MAR, Istiawan B, Atmoko FT, Adhityatama S, Moffat I, Joannes-Boyau R, Brumm A, Aubert M. Surgical amputation of a limb 31,000 years ago in Borneo. Nature. 2022 Sep;609(7927):547-551. doi: 10.1038/s41586-022-05160-8. Epub 2022 Sep 7. PMID: 36071168; PMCID: PMC9477728.
2. 日本肝癌研究会. 第13回全国原発性肝癌追跡調査報告(1994-1995). 1998年.
3. Marubashi S, Takahashi A, Kakeji Y, Hasegawa H, Ueno H, Eguchi S, Endo I, Goi T, Saiura A, Sasaki A, Takiguchi S, Takeuchi H, Tanaka C, Hashimoto M, Hiki N, Horiguchi A, Masaki T, Yoshida K, Gotoh M, Konno H, Yamamoto H, Miyata H, Seto Y, Kitagawa Y; National Clinical Database. Surgical outcomes in gastroenterological surgery in Japan: Report of the National Clinical Database 2011-2019. Ann Gastroenterol Surg. 2021 Apr 9;5(5):639-658. doi: 10.1002/ags3.12462. PMID: 34585049; PMCID: PMC8452469.
4. 国立研究開発法人国立がん研究センター　がん情報サービス. https://ganjoho.jp/public/index.html
5. Makuuchi M, Thai BL, Takayasu K, Takayama T, Kosuge T, Gunvén P, Yamazaki S, Hasegawa H, Ozaki H. Preoperative portal embolization to increase safety of major hepatectomy for hilar bile duct carcinoma: a preliminary report. Surgery. 1990 May;107(5):521-7. PMID: 2333592.
6. Kinoshita H, Sakai K, Iwasa R, Hirohashi K, Kubo S, Fujio N, Lee KC. Results of preoperative portal vein embolization for hepatocellular carcinoma. Osaka City Med J. 1988 Oct;34(2):115-22. PMID: 2853317.
7. Kimura K, Amano R, Tauchi J, Nishio K, Ohira G, Shinkawa H, Tanaka S, Yamamoto A, Motomura H, Ishizawa T. Pancreaticoduodenectomy with celiac artery resection (PD-CAR) for unresctable locally advanced pancreatic ductal adenocarcinoma. Langenbecks Arch Surg. 2023 May 4;408(1):174. doi: 10.1007/s00423-023-02860-1. PMID: 37140679.
8. Endo I, Takahashi A, Tachimori H, Miyata H, Homma Y, Kumamoto T, Matsuyama R, Kakeji Y, Kitagawa Y, Seto Y. Requirements for hospitals in Japan to have low operative mortality and failure-to-rescue rates. Ann Gastroenterol Surg. 2023 Oct 16;8(2):342-355. doi: 10.1002/ags3.12745. PMID: 38455494; PMCID: PMC10914696.

2章

9. NPO法人 国際健康福祉センター デバイス研究会(編集). 手術室デバイスカタログ――外科医視点による性能比較・解説. 2022年. 金原出版, 東京.

ヤ行

ラ行

ナ行

ハ行

マ行

サ行

タ行

索引

アルファベット・数字

ア行

カ行

N.D.C.490　221p　18cm

ブルーバックス　B-2283

手術《しゅじゅつ》はすごい

2025年 1 月20日　第 1 刷発行

著者　石沢武彰《いしざわたけあき》
発行者　篠木和久
発行所　株式会社講談社
〒112-8001 東京都文京区音羽2-12-21
電話　出版　03-5395-3524
販売　03-5395-5817
業務　03-5395-3615
印刷所　（本文印刷）株式会社ＫＰＳプロダクツ
（カバー表紙印刷）信毎書籍印刷株式会社
本文データ制作　講談社デジタル製作
製本所　株式会社国宝社

定価はカバーに表示してあります。

ISBN978−4−06−538506−7

発刊のことば

科学をあなたのポケットに

二十世紀最大の特色は、それが科学時代であるということです。科学は日に日に進歩を続け、止まるところを知りません。ひと昔前の夢物語もどんどん現実化しており、今やわれわれの生活のすべてが、科学によってゆり動かされているといっても過言ではないでしょう。

そのような背景を考えれば、学者や学生はもちろん、産業人も、セールスマンも、ジャーナリストも、家庭の主婦も、みんなが科学を知らなければ、時代の流れに逆らうことになるでしょう。

ブルーバックス発刊の意義と必然性はそこにあります。このシリーズは、読む人に科学的に物を考える習慣と、科学的に物を見る目を養っていただくことを最大の目標にしています。そのためには、単に原理や法則の解説に終始するのではなくて、政治や経済など、社会科学や人文科学にも関連させて、広い視野から問題を追究していきます。科学はむずかしいという先入観を改める表現と構成、それも類書にないブルーバックスの特色であると信じます。

一九六三年九月

野間省一